只有我能听到

天使在唱歌

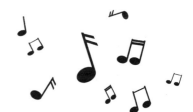

陈娟 孟娜 罗莉 著

U0247619

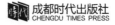
成都时代出版社
CHENGDU TIMES PRESS

图书在版编目（CIP）数据

只有我能听到　天使在唱歌／陈娟，孟娜，罗莉著
. -- 成都：成都时代出版社，2022.11
　（萤火虫心理健康科普丛书）
　ISBN 978-7-5464-3032-4

　Ⅰ. ①只… Ⅱ. ①陈…②孟…③罗… Ⅲ. ①心理疾
病 - 基本知识 Ⅳ. ① R395.2

中国版本图书馆 CIP 数据核字（2022）第 027998 号

只有我能听到　天使在唱歌
ZHIYOU WO NENG TINGDAO　TIANSHI ZAI CAHNGGE

陈娟　孟娜　罗莉　　著

出 品 人　达　海
总 策 划　邱昌建　李若锋
责任编辑　张　旭
责任校对　龚爱萍
内文插画　陈　都
装帧设计　成都九天众和
责任印制　车　夫

出版发行　成都时代出版社
电　　话　（028）86742352（编辑部）
　　　　　（028）86763285（市场营销部）
印　　刷　成都蜀通印务有限责任公司
规　　格　145mm×210mm
印　　张　5.75
字　　数　130 千
版　　次　2022 年 11 月第 1 版
印　　次　2022 年 11 月第 1 次印刷
书　　号　ISBN 978-7-5464-3032-4
定　　价　45.00 元

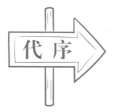

　　没有心理健康就谈不上身体的全面健康。据统计，我国成年人精神障碍终生患病率为16.6%，排在第一位、第二位的分别为焦虑障碍、心境障碍；《中国国民心理健康发展报告（2019—2020）》显示我国24.6%的青少年抑郁，其中重度抑郁的比例为7.4%。然而社会偏见、歧视仍广泛存在，讳疾忌医者多，科学就医者少。

　　健康的第一责任人是自己，心理健康的第一责任人也是自己。"人民日益增长的美好生活需要和不平衡不充分的发展之间的矛盾"已成为我国社会的主要矛盾。各种各样的精神心理学教材、专著，精神障碍防治指南及有限的精神心理卫生服务资源难以满足广大人民的需求，只有加强精神心理健康知识的科普，帮助人们了解常见精神心理行为问题的特征与处理常识，才使人们能更好地成为自己心理健康的责任人。

对心理健康知识的科普势在必行。党的十九大提出要"加强社会心理服务体系建设，培育自尊自信、理性平和、积极向上的社会心态"，2018年11月国家卫生健康委、中央政法委、中宣部等10部门联合印发了《全国社会心理服务体系建设试点工作方案》，提出要加强全民健康意识，健全心理健康科普宣传网络，显著提高城市、农村普通人群心理健康核心知识知晓率。《中国公民健康素养66条》《"健康中国2030"规划纲要》《关于加强心理健康服务的指导意见》《健康中国行动（2019—2030年）》等都强调健康优先，要把健康摆在优先发展的战略地位，迅速普及健康理念、健康生活方式就成了重要手段。

作为一名工作了二十多年的资深精神心理专业医师，笔者深知宣传精神心理卫生知识的重要性；作为四川大学心理卫生中心的支部书记兼副主任，以及四川省预防医学会行为与健康分会主任委员，更感责任重大。为贯彻落实党的十九大精神，以习近平新时代中国特色社会主义思想为指导，本着科普性、实用性、启发性的原则，以案为例，或专家点评，或患者口述等多种形式，意在全社会弘扬精神心理科学精神、传播精神心理科学思想、普及精神心理科学知识、倡导精神心理健康科学方法，推动"全疾病周期"的预防治疗康复理念向"全生命周期"的预防治疗康复理念转变，建立"家庭—学校／单位／社区—医院"的全方位、全社会关注体系，突出家人、个体的主体意识，坚持预防为主，传播精神心理行为问题"早发现、早诊断、早治疗、早康复"的

"四早"理念。为此,四川大学华西医院心理卫生中心、四川省预防医学会行为与健康分会联手成都时代出版社打造《萤火虫心理健康科普丛书》,希望能为加快实施"健康中国"战略,促进公民身心健康,维护社会和谐稳定尽自己的一分力量。

邱昌建

2021 年 8 月 26 日

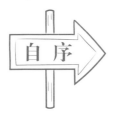

自 序

作为心理卫生中心临床一线的工作者，当我们的朋友或者家人第一次听说我们的工作地点及工作对象时，许多人会担心我们的身心安全，甚至会询问一些让我们很意外的问题，例如：

天天照顾那些情绪不好的人，听多了，你们的情绪是不是也不好了？

精神疾病病人是不是都精神错乱，你们会不会受伤？

他们应该不好沟通吧，你们怎么跟他们相处呢？

……

当听到这些关心和问候时，我们非常感动，由衷感谢大家的关心，但与此同时，我们感到很无奈，普通大众对于精神疾病的了解仍然比较局限，在某些领域可能还存在偏见。虽然我们工作挺安全的，甚至挺开心的，但是一系列相似的问题让我们觉得他们实际上并不真正了解精神疾病。因此，我们产生了这样的想法，是否可以从大家比较感兴趣的案例入手，围绕共同关心的问题，比如精神疾病症状、治疗、预后及家庭支持等，以一种轻松科普的形式帮助大家去了解相关的知识。

为此，我们收集了十余年的临床案例、采访家属、探讨关注点、参考教科书及现有文献，并结合临床经验，以"案例＋知识点"的模式，介绍了十八种常见精神疾病的相关知识以及大家关注的热点。这些疾病除了较为耳熟能详的抑郁障碍、精神分裂症外，还有目前国内精神疾病发病率较高的焦虑障碍，以及强迫症、孤独症、创伤后应激障碍、转换障碍等。

我们希望这本书能在精神疾病知识和读者之间构建一座桥梁，以简单易懂的语言让大家了解精神疾病，不至于面对晦涩难懂的医学知识摸不着头脑。我们希望通过这本书大家能减少对精神疾病的偏见，知道精神分裂症患者可以再次参与社会生活、抑郁障碍患者不是开导几句就能好……我们希望受精神疾病困扰的患者和家属能找对科室求医问诊，尽早参与疾病治疗与康复，不必为自己或家属患有此类疾病而遭受长期困扰。

编撰书籍、传授知识是一个严谨的过程，我们虽万分努力希望给大家呈现专业又有吸引力的内容，但深感责任重大、经验不足，欢迎读者给我们反馈意见。联系邮箱：jsjbkp@126.com。感谢西南政法大学孟涛博士对本书的法律支持。

最后，真诚地祝福大家心身健康！

（文中患者署名均为化名，如有重名，请勿对号入座）

目录

Contents

3

最近心情不好，干啥事都没有兴趣，我是不是得抑郁症了？

4

过山车玩家的内心体验：有时很压抑，有时又像打了鸡血

5

曾经教我识路的父母，现在却找不到回家的路

6

人为什么陷入焦虑，是实力配不上欲望，还是才华撑不起野心？

❾

出门总担心门窗没关好,反复来回检查,可能是病,得治!

❿

一朝被蛇咬,十年怕井绳

只有我能听到天使在唱歌 ♪♫

⑪
前半生睡不醒，后半生睡不着

⑫
民以食为天，好好吃饭不得病

⓭

解忧杜康，亦能殒命

⑭

香烟——燃尽自我，贻害众生

⑮

最简单的快乐，也是最彻底的哭泣

⓻

抽搐、瘫痪、听力丧失，都可能是它在作怪

⓻

来自星星的孩子

⑱

控制不住的马达

只有我能听到，
天使一直在唱歌

【疾病】精神分裂症

案　例

我叫霍俊华，在我很小的时候父亲就病故了，我和母亲相依为命，对母亲的依赖性很强。随着年龄的增长，有一天，尽管母亲委婉地询问我她是否可以再婚，但平平淡淡的一句话却如晴天霹雳一般硬生生地砸在了我的身上，当时我没有言语什么，转身离开了。

后来我出去读书住校，身体里不知何时开始，感觉住进了另一个人，他的名字叫唐倪，他也不是总在，但冷不丁就会蹦出来，比如我一个人独处的时候，他会对我冷嘲热讽，告诉我很多别人说我的坏话，说我的电话被监控了，严重的时候还会对我下达指令，"不如去死掉算了"诸如此类。渐渐地我分不清自己是叫霍俊华还是叫唐倪，这种混乱的感觉使我很难受，身边的同学觉得我总疑神疑鬼的，都不敢接近我。

我把这些事情告诉了母亲，可是她不能理解，还让我不要胡思乱想。但这些症状出现得越来越频繁，有时我能同时听到几个人的声音在跟自己说话，具体内容又听不清。后来只要一出门就感觉有无数双眼睛盯着自己看，感觉周围环境不安全，觉得有人要害自己。晚上一个人睡觉时尤其害怕，直到有一天，我听到天使在唱歌，才缓缓地睡去。后来我常常盼着她来到床头。

母亲也发现霍俊华的不正常，整夜整夜地不睡觉，在家里还找地方躲起来，也不愿意出门，不愿意主动社交，连手机也不用，生活懒散，不愿洗脸、刷牙、收拾自己，还把自己关在家里，问及原因，就说有人要害自己。母亲意识到霍俊华可能真的生病了，便带他到精神专科医院就诊，医生诊断为精神分裂症。患者从小是一位听话、乖巧、不需要大人太多操心的孩子。为什么会变成现在这个样子？

【知识拓展】精神分裂症患者眼中的世界

　　曾经一位精神分裂症患者这样描述他眼中的世界，他的世界大家看不到，没有人能理解他，他感觉自己是孤独的。他能听到别人听不到的声音，有时很模糊，有时很清晰。他也能看到别人看不到的画面，有时会看到很多陌生的面孔，有时看到一些恐怖的动物，常常因此让他整夜睡不着。如果闭眼脑海里就会出现一些奇怪的画面，让他感到紧张害怕。当他照镜子时，镜子中出现的不是自己的脸庞，而是一张陌生的面孔，有时会莫名地烦躁、愤怒，想大声尖叫发泄，所以他大部分时间都沉浸在自己的世界里。

　　电影《美丽心灵》中约翰·纳什是一个性格孤僻、不善与人相处的数学家，他拒绝与别人相处，精神分裂症带来的困扰一度阻碍了约翰·纳什在学术上取得更辉煌的成就。他幻想出各种人格，例如威廉·帕彻，就职于美国国防部，要求纳什为国效力，查尔斯，他的室友兼好朋友，一个认可他、理解他、鼓励他的人，但其实以上人物都是约翰·纳什产生的幻觉，他们在约翰·纳什疾病严重时就会出现。面对这个击毁了许多人的疾病的困扰，纳什在妻子艾丽西亚的相助下，坚持与疾病斗争。经过十几年的不懈努力，他一如既往地坚持工作，并于 1994 年获得诺贝尔奖，他在博弈论方面颇具前瞻性的研究也成为 20 世纪颇具影响力的理论。

只有我能听到天使在 唱歌 ♪♪

1. 天才与疯子的一线之隔

都说天才与疯子一线之隔，天才在左、疯子在右，他们可能都有惊世骇俗的想法或独树一帜的行事风格。那我们如何识别精神分裂症，精神分裂症又有哪些表现呢？

精神分裂症（schizophrenia）是一组病因未明的精神疾病，多起病于青少年或成年早期，症状多样化，常有感知、思维、情感和行为等方面的障碍和精神活动的不协调，一般伴有无意识及智能障碍。病程持续比较久，反复发作，严重者会导致人格改变，社会功能退缩，给患者、家属及社会带来严重疾病负担。

具体有以下五个方面的特点：

思维障碍：思维障碍包括思维形式障碍与思维内容障碍。思维形式障碍主要表现为脑子变笨、反应慢、沉默少语、答非所问等。思维内容障碍主要是指妄想，它是在病态推理和判断的基础上形成的一种病理性的歪曲的信念。其妄想内容往往荒谬离奇，多与其生活经历、教育程度与文化背景有一定关系，如做化工工作的人认为有人在自己的饭菜里下了毒药，导致自己中毒。其中最多见的妄想是被害妄想与关系妄想，总认为有人要害自己，感到周围环境中所发生的事情均与自己有关，如别人吐痰咳嗽是在针对自己，周围的人说话是在议论自己。

感知觉障碍：最常见的感知觉障碍是幻觉，是指在缺乏客观现实刺激作用于感觉器官时出现的知觉体验。听起来可能不太明白，案例中霍俊华能同时听到几个人的声音在跟自己说话，这就是幻听，实质上并没有声音与霍俊华说话，并没有声音（现实刺激）作用于霍俊华的感觉器官（耳朵）。精神分裂症的幻听内容可以是议论性的或评论性的，也可以是命令性的。如果听到有人在议论自己、说自己的坏话，这就叫议论性幻听；如果听到的声音是叫自己去做一些事情或者让自己去死，这就叫命令性幻听。

情感障碍：主要表现为情感迟钝或平淡，表现为对周围事物缺乏情感反应。对周围事物漠不关心，表情呆板，哪怕是与自身利益有关的重大事情也不关心，以往高兴的事情也不高兴了，悲伤的事情也不悲伤了，处于无情感状态。同时还伴有自发动作减少、缺乏肢体语言。甚至出现与情景完全不相符的反应，无故发笑或哭泣。

意志行为异常：患者的活动减少，缺乏主动性，行为变得孤僻、被动。案例中霍俊华不愿与人沟通交流，常常独处，不爱出门，生活懒散，不愿洗脸、刷牙、收拾自己，这些都是意志行为异常的表现。有的患者还出现工作、学业、生活方面等能力下降，往往对自己的前途毫不关心、没有任何打算等表现。

自知力缺失：自知力是指患者对自己精神状态的认识和判断能力，患者对自身异常的行为、想法和幻觉等症状意识不到，对自身精神活动的异常也意识不到。常常否认自己有病，拒绝就医，认为自己并没有生病。

2. 为什么会有精神分裂症?

既然前面都说天才与疯子之间仅一线之隔,有的人会问那怎么就成精神分裂症了? 下面我们就一起来看看精神分裂症的病因,目前精神分裂症的确切病因和影响因素还不十分明确。研究证实生物、心理、社会因素对精神分裂症的发病均发挥着重要作用。

遗传因素: 来自家系和双生子的研究提示,亲缘关系越近,患病风险越大。单卵双生子患病率显著高于异卵双生子。

环境因素: 与母体妊娠期精神应激、感染,分娩时的产科并发症等环境因素有关。

神经发育因素: 精神分裂症患者的大脑在发育和成熟过程中发生紊乱,大脑神经环路出现异常改变而导致发病。与正常人群大脑相比,精神分裂症患者的大脑在结构性影像学和功能影像学研究中都显示存在很多异常改变。

社会心理因素: 研究表明精神分裂症的发生与心理社会因素有关,社会心理因素可以诱发精神分裂症,常见的社会心理因素包括其文化、职业和社会阶层,从小父母的相处模式、家庭氛围与各种社会心理应激事件等。

3. 如果凡·高生在当今,他或许不会自杀

著名画家凡·高一生饱受精神疾病的困扰,1890 年 7 月在精神错乱中开枪自杀,年仅 37 岁。有人说是疯病,有人说是癫痫

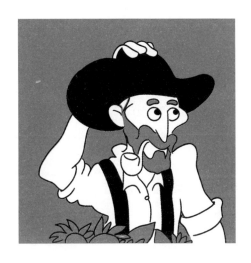

病，其实在当时，精神病学家们将本病不同的症状分别看成独立的疾病，直到 20 世纪初（1911）瑞士精神病学家 E.Bleuler 才对本病提出了精神分裂症的概念。而在那个年代治疗大多以强制约束病人的方式控制疾病发作，根本谈不上系统正规的治疗，随着时间推移，到今天，精神分裂症已经有很好的治疗系统，那现在有哪些治疗方案呢？

药物治疗： 抗精神病药物治疗为首选的治疗措施，抗精神病药物的种类较多，既往人们都有误解，担心药物副作用，其实现在药物的副作用一般都能得到控制。对某些患者可合并使用苯二氮䓬类药物治疗患者的焦虑情绪和睡眠障碍，出现抑郁情绪的可合并使用抗抑郁药物以治疗抑郁情绪，出现不良反应如锥体外系反应可合并对抗药物治疗。当然，药物使用过程中会出现一些不良反应，但不用担心，只要按照医嘱用药，用药期间定期复

只有我能听到天使在 唱歌

查血常规，肝、肾、心功能，血脂，血糖，出现问题及时分析处理，或根据病情，采取药物减量、换用其他药物治疗等，都可以将药物副作用控制在可接受范围内。另外，在药物选择上需根据患者对药物的依从性、药物的疗效、不良反应及年龄、性别、经济状况来选择用药，这一系列问题就交给我们的精神专科医生来处理吧。

物理治疗：对于严重兴奋躁动，拒食，有冲动行为、自杀企图，抗精神病药物治疗无效或对治疗药物不能耐受者，可首选改良电抽搐治疗或合用电抽搐治疗。改良电抽搐治疗合并抗精神病药物治疗与单独药物治疗相比疗效更明显。由于某些媒体的负面描述，很多人对改良电抽搐治疗（简称"电疗"）有很深的误解，以为就是简单粗暴地用电击打病人，使其全身抽搐、非常痛苦，导致很多患者及家属一听到电疗就感到恐惧。其实改良后的电抽搐治疗主要是通过静脉给予麻醉剂和肌肉松弛剂，让患者短暂失去意识后再给予一定量的电流刺激，这样患者既不会感到痛苦也没有恐惧感，睡一觉就过去了，还减少了相关并发症发生的概率。也会有人担心电疗会不会把人电傻了，影响以后的社交功能等。大量证据表明，电疗安全性高、疗效迅速、不良反应少。有的患者有短暂的记忆力下降、肌肉酸痛、头晕等不适，这些症状都是短期的，也是可逆的，在治疗结束以后这些症状都会慢慢消失。

精神康复治疗：康复治疗也是重要的治疗手段，仅仅让患

008

者消除精神症状是不够的，常用的康复治疗包括社会交往技能训练，营造相关的场景，进行示范之后让患者开展训练，观察记录患者在训练中的表现，加以指正，经过长时间的训练，患者能够逐渐掌握社交中的行为表达、语言表达、情感表达等能力。日常生活能力训练包括洗脸、洗衣服、整理床铺、打扫卫生、更换衣服等，通过训练提高患者自理能力。文娱运动训练包括唱歌、跳舞、画画、音乐欣赏、体操、跑步、游泳等，培养患者社会活动能力，提高情趣，促进身心健康，除此以外还有学习行为训练及工作行为康复训练等。康复治疗可以让患者恢复原有的工作和学习能力，恢复人际关系，提高患者的治疗依从性，帮助患者提高社会功能，回归社会。

4. 世界上最让人绝望的事就是我想帮你，我却不知道该怎么帮

很多精神分裂症的家属看到病人的种种表现很是苦恼，很想尽自己最大的能力去帮助患者，可是除了焦虑、担心、着急，自己却不知道该如何帮助患者，无从下手。这里就给患者家属说一说，以下这些方法都是你可以尝试为患者做的，可以帮助到患者的。

（1）帮助患者调整紧张恐惧或不安的情绪，可以陪伴患者观看喜欢的电影，读喜欢的书，听一些舒缓的音乐，或是通过运动来放松，转移注意力。

（2）督促患者按时服药，定期复诊，不藏药，不随意减少或

增加药物剂量，规律地治疗，可以减少疾病复发。

（3）精神分裂症都有复发的可能性，学习相关疾病知识，及时识别疾病复发的征兆，及时就医。

（4）面对患者，照护者不批评、不指责，用鼓励、肯定的方式面对患者，对其做得好的地方给予肯定。

（5）照护者面对患者要给予足够的耐心、爱心，对于治疗的积极配合方面要给予患者足够的信心。

（6）在发病时家属不要指责患者，缓解期也不可反复提及患者发病时的异常行为，这样容易打击患者的自信心，家属应接受患者的异常行为，多多体谅宽容。

（7）日常生活中协助鼓励患者做好个人卫生，保持整洁的仪表，以便增加患者的自信心，训练患者生活自理能力，训练和培养患者良好的生活行为习惯，如起床后洗漱，饭前便后洗手，保持仪表、衣着、床铺整洁等。

（8）安排规律的作息时间，培养参与简单家务的能力，慢慢鼓励患者参与社会交往，在交往中给予正面的引导，帮助患者找回家庭及社会角色，体现患者的自身价值，让患者更快地回归社会。

2 你哪里不舒服？
我全身都不舒服！

【疾病】躯体症状障碍

案 例

张研是公司的一名骨干职员。工作特别忙碌的时候，她经常饱一顿、饿一顿。慢慢地，她出现了胃痛、消化不良等症状。在消化内科医生的建议下，她做了一个胃镜检查，结果显示她有慢性浅表性胃炎。确认了没有幽门螺旋杆菌感染后，医生告诉张研，"这个病没啥大问题，但是要按时吃饭，慢点吃饭，少吃冒菜、烧烤那些好吃但是辛辣刺激的食物"。张研思想上充分认同医生的建议，计划自己要好好吃饭，但行动上却难以改变。为了更好地获得工作上晋升的机会，张研仍然非常忙碌，胃不难受的时候，仍然不按时吃饭。当出现胃痛、消化不良时，张研就会立刻去消化内科挂号，看自己是否胃病复发或者加重了。

　　慢慢地，张研发现，即使自己好好吃饭，压力特别大的时候，仍然会出现胃痛、消化不良。虽然每次检查，医生都告诉她是慢性浅表性胃炎，不是特别大的问题，但是她常常会觉得胃痛、打饱嗝、恶心，很不舒服。她开始担心自己的胃病，认为自己的胃可能有大问题，只是医生没有发现。

　　大约半年后，张研的同事得了肺癌去世了。她知道这件事不久后，发现自己也胸闷，走路走快了就会喘气。不仅如此，她逐渐地觉得自己的精力不佳，很容易头晕，似乎血管也在突突地跳动。听朋友说中医药或许对于胃痛、头晕有帮助，张研赶紧拜访了一位老中医，并连续吃了三个月中药。但是，胃痛、恶心、消化不良、头晕、血管跳动的感觉只有在最开始用药的时候得到轻微缓解，两周后，症状又严重了。张研整天忧心忡忡，怀疑自己得了大病，时日所剩无几。她几乎无心工作，仅剩的精力全用于寻医问药上。花费的精力和治疗效果并不成正比，她变得情绪低落，晚上也睡不着觉。

　　某位医生建议张研去心理卫生中心看一下，张研觉得自己心理状态良好，没有这方面问题。为了治疗自己的不舒服，她反复地去看消化内科、呼吸内科和神经内科，反复做了相关检查，医生都说没有发现大问题。换了许多名医生后，张研抱着死马当活马医的想法，忧心忡忡地来到了心理卫生中心。医生问她："你哪里不舒服？"她回答说："我全身都不舒服，胃、脑袋、胸口都不舒服。"经过详细问诊，医生告诉她，应该是得了躯体症状障碍。

【知识拓展】衍变的名字，不变的初心

有一种疾病，它的名字叫"躯体症状障碍"？很多人第一次听都觉得好奇怪。

其实，最开始的时候，它甚至叫"医学没办法解释的症状"，这个名字的起因是虽然病人反复做检查，但临床医生发现从医学生理、病理的角度看，病人说不舒服的地方其实没什么问题。后来，大家觉得这些症状和病理改变没关系，而是和心理因素有关，所以起了个新名字"躯体形式障碍"，以便于临床上更好地识别与治疗这个疾病。但慢慢地，医生发现这个名字对诊疗不友好。"躯体形式障碍"这个名字暗指心理原因导致躯体痛苦，病人第一个不干，"老师，我明明身体都这么痛苦了，又不是我装的，你还非说我心理有问题"。另一方面，"躯体形式障碍"强调躯体和心理的二元思维，首要的诊疗变成了先排除躯体疾病，当医学检查不能证明病人有明显的器质性问题时，就很容易把病人归入"躯体形式障碍"，容易误诊。因此，现在最新的权威诊断手册把它叫作躯体症状障碍，要求医生从病人内心痛苦、躯体不适、社会职业功能、生活质量下降等方面的表现进行考虑，并试图减少暗示病人疾病的心理原因甚至主观责任，从而减少患者对疾病的病耻感。

知识点

1. 反复求医也无法查出"怪病"

张研因为身体各种不舒服，反复去医院就诊，但检查结果却没有明显的异常，相应科室的医生也说张研身体没有大问题。这种反复求医也无法查出病因的"怪病"却在心理卫生中心有自己的姓名，即"躯体症状障碍"。

问这种患者哪里不舒服，别问，问就是全身都不舒服。

这些不舒服的症状常常涉及身体的各个部位、各个器官。胃肠道的不舒服表现为胃痛、打嗝、呕吐、反酸；头部的不舒服表现为头晕、有头部血管一跳一跳的感觉；皮肤的不舒服表现为皮肤

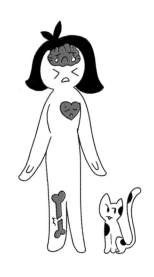

痒、痛、酸胀、发热；其他不舒服还包括心窝窝痛、月经紊乱等。这些不舒服的感觉持续时间往往超过 6 个月，极其严重地影响了患者日常工作或生活。

另外，患者的不舒服感觉特别真实，所以令患者特别难受。为了解决这些不舒服，患者常常花费大量的精力去各个症状对应的科室就诊，常见的科室包括心内科、消化内科、神经内科、疼痛科、皮肤科等。但是经过医学反复检查，不舒服的器官或部位都没有重大病理改变，也就是说，让他不舒服的器官没问题，或者他不舒服的器官有点小问题但不至于让他这么难受。非精神科医生通常认为患者没什么问题，让其回家观察。可患者通常会觉得自己已经病入膏肓，没救了，怀疑医院没有查出自己的病或者医生没有诊断出自己的病，又担心又害怕，久而久之就很容易因为病情陷入抑郁或焦虑的情绪困扰中。

2. 天使化的滤镜，妖魔化的哈哈镜

为什么明明生理上器官没有什么问题，而患者却难受到影响正常生活和工作呢？事实上，这也是困扰我们专业人士的一个问题。目前，关于躯体症状障碍的病因还没有完全搞清楚。不过，有些比较明确的特征和躯体症状障碍确实有关。

有研究发现，人的个性因素和躯体症状障碍是有关的。经常持有消极情感的人，更容易出现各种各样的躯体症状。尤其是那些有焦虑或者抑郁症的人，更容易产生躯体症状障碍。

这类人群通常还对自己的健康状况尤其关注。

心理社会因素也和这个病有一定的关系，例如最近经历了压力生活事件，比如亲友死亡、失业、性虐待、工作压力大等。

3. 精神科的灵丹妙药治胃胀、反酸、头晕？

当我们普通人面对身体不舒服的时候，第一反应就是去找对应科室的医生，头痛医头，脚痛医脚。但躯体症状障碍其实给人放了一个烟幕弹，这个病与我们医学所谓的躯体器官病态的变化没有太大关系。因此，治疗第一步，来对科室，对于躯体症状障碍的患者并不简单。躯体症状障碍的患者往往难以接受自己的疾病是精神疾病，并坚信自己是躯体疾病。一是患者主观的躯体感受非常明确，自己确实有真实的不舒服的感受。二是患者认为精神科的疾病就是像焦虑和抑郁那样表现为情绪不好，或者像精神分裂症那样出现精神错乱现象。所以，出现以上类似症状的患者经过医生初步的评估后，请相信医生的建议，来心理卫生中心门诊就诊。

经过仔细检查，排除躯体疾病、确诊躯体症状障碍后，医生会根据患者的具体情况使用一些药物。虽然目前没有针对躯体症状障碍的特异性用药，但某些药物，比如抗抑郁药等，能够在一定程度上缓解患者的躯体症状。不过药物起效比较慢，需要一段时间才能见效。

另外，患者通常对药物的副作用过度关注，对自己的不适过度关注，容易产生减轻药物剂量等想法。请记住，一定要按医嘱吃药！有问题找医生沟通。

心理治疗对于此类人群也有一定的作用。支持性心理治疗可给予患者充分的支持，暗示疗法可对患者进行正向暗示，认知行为治疗可改变患者的不合理认知。

另外，学会与躯体症状共处也很重要。患者尝试对症状保持接纳的态度，即使有躯体症状，也要尽量去顺其自然地生活，正视各种不舒服的症状。同时，也可以让患者转移对于躯体症状的注意力，只要躯体症状不影响自己正常的工作和生活，像高血压和糖尿病患者一样和躯体症状障碍共存似乎也是可以接受的状态。

3 最近心情不好，干啥事都没有兴趣，我是不是得抑郁症了？

【疾病】抑郁障碍

案 例

我叫李晓波，男，今年 20 岁，从小跟随着父母一起生活。因父亲工作原因，更多时候是与母亲生活在一起，从小与母亲关系亲密，有什么想法我都会同母亲讲。我的成绩在班级里算是优秀，生活中我比较听父母的话，所以在他们眼里，我一直是一个很听话、优秀的好孩子。

中考后，我不仅顺利地进入了当地最好的高中，而且也进入了其中成绩最好的班级。但上高中以后，我发现周围的同学不像初中同学，他们不仅成绩优秀，还多才多艺。除此之外，由于高考的压力，同学们也特别努力学习，下课都不怎么讲话和玩了。我学习成绩一直很不错，在新的班级我也很努力，可第一次月考，全班

40个人，我只考到第20名。我感觉难过，在自己最擅长的学习面前，输给了许多人。而且，我发现当我告诉母亲成绩的时候，她虽然表面上鼓励我，但脸上没有以往的笑容了，我看到了她的失望。我告诉自己要更努力地学习，但是，即使我付出了全部的努力，我的考试成绩仍不如意。我渐渐感到学习越来越吃力，学习压力大，越来越跟不上老师上课的节奏。明明想好好学习，但是上课注意力不能集中，很容易开小差，做作业也容易走神，一想到学习成绩下降，心里就很难过。与我期待的相反，高一期末考试，我只考到第30名，成绩下滑得很严重。

我开始不想与同学、朋友说话，我想不通为什么成绩变成了这样。现在的我，只想一个人待着，不愿出门，整日高兴不起来，朋友也不想来往了，一个人啥都不想做，以前感兴趣的事情也提不起兴趣了。东西也不想吃，感觉自己仿佛变成行尸走肉了！没有精神、没有热情的我感觉生活一片黑暗！我常常在黑夜中，目视着黑黢黢的天花板，陪伴我的除了翻来覆去睡不着觉的烦躁，还有对自己一遍又一遍地贬低，一直到晨光熹微，痛苦极了！

这样的生活让我看不到尽头，不知要到何时才能结束，我不知道自己还能不能坚持下去，我曾把这些情况告诉了一位很好的朋友。她劝我想开一点，不要有那么大的压力，她说这些不如意都是因为我对自己要求太高造成的，只要我想开一点就会好起来。可是我要怎么想开一点呢？我看不到生活的一点希望，不知道接下来的路要如何走下去，我该怎么办？有谁能理解我，谁能帮帮我？

【知识拓展】微笑型抑郁

有研究表明，超过 80% 的人一生中都会经历抑郁，而全球有超过 3.2 亿人罹患抑郁症。抑郁就像精神世界的感冒。抑郁症病人常常听到身边的人说"想开一点嘛，不要总是闷闷不乐的"，但其实病人的这些情绪并不属于他们自己，而是抑郁症这个病本身的情绪左右着人的大脑。对于抑郁症患者来说，如果世界是海，那他们就是海中的孤岛。

谈及抑郁症大家是否就会想到情绪低落、悲伤、绝望、自杀，等等。其实还有一种抑郁叫微笑型抑郁，这类患者表面若无其事，看起来笑嘻嘻的，什么事情都无所谓，甚至给人以开朗、热情的假象，其实他们把自己真实情感隐藏了起来，他们的内心深处是压抑与忧愁的。很多时候，他们的这种微笑不是发自内心深处的真实感受，而是出于工作和生活的需要。患者常常为了维护自己在别人心目中的完好形象，刻意掩饰自己的情绪，强颜欢笑。微笑型抑郁症患者大多不愿意主动倾诉自己的真实情感，也不愿意放弃自己的尊严和所谓的面子，可能早上与家人朋友一起还有说有笑，夜晚就悄悄自杀了，让家人和朋友感到难以理解。长期压抑自己真实情感到无法承受的程度时，他们的反应也是巨大的，患者会变成一个非常自卑的人，怀疑自己，感觉自己什么事情也做不好，甚至讨厌自己，伤害自己。微笑型抑郁比起普通的抑郁症，其隐匿性更强、危害性更大，因此这一类人更应该得到关注。

知识点

1. 没人觉得我病了，他们只是觉得我想太多了

生活中，有很多不如意的事情发生，今天上班被领导批评了，这次考试又没考好，被老妈骂了，最近家里父母生病住院了，老人去世了……遇到这些事情，每个人都可能会心情不好，进而产生抑郁情绪，但并不是说有抑郁情绪就代表患有抑郁障碍。那么该如何区分什么是正常的抑郁情绪，什么是抑郁障碍呢？

抑郁情绪是一种正常的情绪反应，一般它是有一定诱因的，

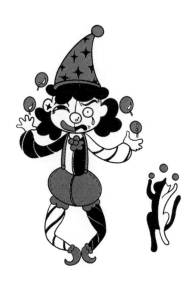

有相应的客观事件发生，当人们遇到生活挫折、生老病死和各种精神压力的时候，都会产生相应的情绪反应，但抑郁的程度比较轻，持续时间短，可以通过自我调节缓解。

而抑郁障碍是一种常见的情绪障碍，属于精神疾病范畴，以各种原因引起的、显著而持久的心境低落为主要临床特征。其并不是简单的心情不好，当抑郁程度严重时，患者往往出现对生活失去希望，以往的兴趣爱好现在也不喜欢了，回避社交，消极悲观，并伴有不同程度的认知和行为改变，影响工作、学习、生活等。如果不通过正规治疗，难以缓解，部分患者甚至存在自伤、自残行为，严重的会自杀。

抑郁障碍的典型症状：

情感症状：持续地出现情绪低落、兴趣活动减退甚至丧失，对什么事情都没有兴趣，怎么都开心不起来，每天大部分时间都情绪低落。抑郁情绪清晨时最为严重，傍晚时开始好转。

躯体症状：睡眠改变，早上较平时早醒，食欲明显下降，就算以往喜欢的食物摆在面前也没有食欲，体重降低，性欲减退。部分患者还存在躯体疼痛不适、心跳加快、便秘等症状。

认知症状：大脑不能思考问题，反应变慢，注意力不能集中，对周围的事物一点都不关心。部分严重抑郁障碍患者出现负罪感，觉得自己一无是处，拖累了家人，认为自己什么也做不好，对生活没有一点希望，甚至出现自杀的风险。

2. 五彩缤纷的世界为何变成了黑白灰？

抑郁障碍的发病原因至今还不太清楚，但大量资料提示其与遗传因素、神经生化因素、心理社会因素有关。

（1）遗传因素：父母中有一方或双方患过抑郁障碍，其患病率比一般人群更高，血缘关系越近，患病概率越高。

（2）神经生化因素：大脑里化学物质的失衡，如5-羟色胺（5-HT）水平的降低、去甲肾上腺素异常等，都会出现情绪低落、兴趣活动下降等。

（3）心理社会因素：抑郁障碍发作前大部分患者在生活中曾遇到各种生活事件，如丧偶、离婚、失业、严重躯体疾病或身边亲人突然病故等，均可导致抑郁障碍发作。

（4）神经内分泌因素：如甲状腺激素、雌激素等的变化也可能会导致抑郁症发作。

3. 抑郁障碍散散心，开导开导就好了吗？

抑郁障碍并不是大家所理解的出去走走，想开一点，散散心就能好的，它需要到正规医院系统地规范地接受治疗。大家在社交平台上可能会看到一些抑郁障碍患者跳河自杀等报道，感觉很吓人。其实抑郁障碍也并没有我们想象的那么可怕，大多数抑郁障碍通过正规、专业的治疗是可以好转的。抑郁障碍的治疗手段常包括药物治疗、心理治疗、物理治疗等。

药物治疗是最常用且非常重要的治疗手段，常用的药物有很多种类，包括：选择 5- 羟色胺再摄取抑制剂、去甲肾上腺素与多巴胺再摄取抑制剂等。药物选择种类多，每个人选择何种药物，具体怎么用，因个体差异等等原因，我们需要求助专业的精神科医生，医生会根据每个人的病情开具个体化的药物治疗方案。很多人认为是药三分毒，长期服用会不会给身体带来危害或者会不会对药物产生依赖？虽然这些药物有一定副作用，最常见的，例如：口干、腹泻、便秘等，但这些副作用多在我们身体所能承受的范围内，相对于药物的治疗作用来说，药物副作用是完全可以接受的。医生也会根据个体出现的副作用对患者进行适当的药物调整或对症处理。

心理治疗也是一种非常有效的治疗方式，包括：认知行为治疗、人际心理治疗、婚姻和家庭治疗。心理治疗联合药物治疗对减轻症状、恢复患者的社会功能、改善抑郁相关的功能损害，以及预防复发和改善患者的依从性都有很好的疗效。

物理治疗是抑郁障碍综合治疗手段之一，包括：改良电抽搐治疗、重复经颅磁刺激、迷走神经刺激、深部脑刺激、经颅直流电刺激等。而改良电抽搐治疗是目前全球各大指南推荐的物理治疗方法，药物治疗无效或对药物不良反应不能耐受的患者，及有严重自杀倾向的患者，改良电抽搐治疗有助于迅速缓解其症状。

PHQ-9 抑郁症筛查量表

在过去的两周里，你生活中以下症状出现的频率有多少？

序号		没有	有几天	一半以上时间	几乎天天
1	做事时提不起劲或没有兴趣	0	1	2	3
2	感到心情低落、沮丧或绝望	0	1	2	3
3	入睡困难、睡不安稳或睡得过多	0	1	2	3
4	感觉疲倦或没有活力	0	1	2	3
5	食欲缺乏或吃太多	0	1	2	3
6	觉得自己很糟，或觉得自己很失败，或让自己、家人失望	0	1	2	3
7	对事物专注有困难，例如看报纸或看电视时	0	1	2	3
8	行动或说话速度缓慢到别人已经察觉，或刚好相反，变得比平日更烦躁或坐立不安，动来动去	0	1	2	3
9	有不如死掉或用某种方式伤害自己的念头	0	1	2	3

计算总分（总分＝所有条目得分相加）：
　0-4 没有抑郁症　　　　　（注意自我保重）
　5-9 可能有轻微抑郁症　　（建议咨询心理医生或心理医学工作者）
　10-14 可能有中度抑郁症　（最好咨询心理医生或心理医学工作者）
　15-19 可能有中重度抑郁症（一定要看心理医生或精神科医生）
　20-27 可能有重度抑郁症　（一定要看心理医生或精神科医生）

4. 看看自己或家人有没有抑郁障碍

如果想知道家人或朋友有没有抑郁障碍，不妨试试使用以上PHQ-9抑郁症筛查量表。

5. 别怕，即使世界灰暗，家人、朋友也都在

抑郁障碍患者往往因缺乏动机、药物起效延迟、疗效不佳及副反应等对治疗缺乏依从性。这时，家人、朋友的理解支持和陪伴对治疗有着非常大的作用，良好的家庭支持系统能够提高患者对治疗的积极性，协助患者坚持治疗，如果你的身边有这样的患者，不妨这样做。

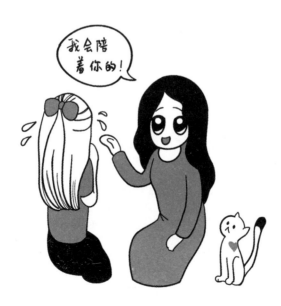

（1）督促患者按时、按量、按疗程服用药物，家人需要配合医生监督病人正确服用、不随意加减药物或停止服药。

（2）在治疗过程中，帮助患者学会察觉和表达自己的情绪，家人同时也要学会观察识别患者的情绪变化，积极疏导消极情绪，必要时及时就医。

（3）对待抑郁障碍患者家人要有足够的耐心，给予患者足够的宽容和关怀，给予患者充分的信任，主动倾听他们的诉求，不要过多指责，帮助患者树立信心，尽量满足其合理要求。

（4）抑郁障碍患者多有食欲下降、睡眠质量差的症状，家人要给病员创造一个良好的睡眠环境，平日做些病人喜欢吃的食物，改善病人的食欲及睡眠。

（5）家人平时陪同或鼓励患者多出去走动，多与人交流，保持适当的运动，对抑郁障碍的恢复是很有帮助的。

4 过山车玩家的内心体验：
有时很压抑，有时又像打了鸡血

【疾病】双相情感障碍

案　例

我叫卢倩，前段时间在医院被诊断为双相情感障碍，我想不明白自己怎么会得这个病，听说过抑郁症也听说过躁狂症，这双相情感障碍是个什么病？难道我有人格分裂？一连串的问题在我脑海里不断闪现。自己翻阅了一些这方面资料，了解到这个疾病跟遗传、心理社会因素、从小的家庭环境都有一定关系，我开始回忆儿时……

因为父母工作的原因，我从小与外公、外婆生活在一起，直到上中学的时候才与父母一起生活，在我的记忆中父母关系一直不太好，经常因为一些琐事吵架，父亲性格较急躁，经常会因为一些小事对我发脾气。上中学以后学校要求住校，只有周末才能回家，与父母相处的时间很少。

大学期间，特别没自信，觉得父母和同学都不能理解自己，经常与人吵架，自己也会无故对好朋友说难听的话或发脾气，吵完以后情绪低落，也会很自责，不知道为什么会发脾气，但每次又控制不住，每天大部分时间都开心不起来，兴趣下降，就算是以前喜欢做的一些事情，比如看小说、打羽毛球、看电影等，现在也不愿意去做。再后来注意力下降，不想做事，会无故哭泣。平时生活中我总是觉得心里难受，情绪易激惹、烦躁，偶有呼吸困难。感觉父母不爱自己，活着没有价值，连累家人，还不如死了算了。对前途很迷茫，不知道以后能做什么事。睡眠也开始变得不好，躺在床上翻来覆去都睡不着，总会胡思乱想，好不容易睡着了，也会做噩梦。

但最近这一年多，自己好像变了一个人似的，时常觉得特别兴奋开心，精力旺盛，总喜欢找人聊天，就算独自一人走在路上，看见路边的花草树木我也想同它们说话，唱歌给它们听。在网上开始疯狂购物，看到什么都想买，都觉得是自己需要的，有的时候一个月要花好几万。到了夜晚完全没睡意，每天睡眠时间较以前明显减少，但就算只睡几个小时或者不睡觉，第二天也能精神饱满，心情愉悦，哪里有活动都想去参加，感觉脑子特别灵活，各种想法在大脑里蹦出来，感觉自己能力超强，没有什么事情是自己解决不了的，做什么事都能成功。

这种情况反反复复交替出现，我向身边朋友倾诉自己的痛苦，但没有人能理解自己，渐渐地我也很少向他们倾诉自己的情绪，不再与他们联系。这种坐过山车的感觉真的很不好，忽高忽低，我该怎么办才好？

【知识拓展】冰与火的两端

早在古希腊时期，人们就已经注意到躁狂与抑郁交替的状态，患者时而"不停地唱歌、跳舞、大笑"，时而"悲伤、哭泣、懒散"。一名双相情感障碍患者这样描述自己的疾病。"像引力与斥力般的两股力量拉扯着我，我感觉自己的情绪，就像断了线的风筝，在空中剧烈飘荡，却不知飘向何处，又如同情绪的跷跷板，在两边震荡，始终无法保持平衡。"这种失控的感受，反复地循环着。回想小时候，父母在我一岁时便外出打工，我成为一名留守儿童，看到身边同学都有父母的陪伴，我感到无助，我更渴望他们的爱和陪伴。从小缺失父母关爱的我变得孤独、敏感、胆怯，慢慢地我感到有两股不同的力量在我身上反复出现。有时感觉想法特别多，说话一直停不下来，注意力特别容易分散，意念飘忽不定，感觉自己思维特别活跃，满脑子都是新鲜的各种想法，控制不住想说话，曾经连续工作一个月，每天只睡很少的觉都不觉得累。而有时我又想把自己封闭起来，不想与人接触交流，感觉自己思维变得特别慢，像生了锈一样，生活变得无趣，对任何事情都提不起兴趣，我看不到未来，感觉生活没有一点希望，感觉自己仿佛从世界之巅坠入了无底深渊。

电影《一念无明》描述了一个双相情感障碍患者的故事。原生家庭留下的种种痛苦在他心里埋下深深的根，生发出来孤独、无助的种子，如同没有办法脱离的荆棘，让他充满绝望、无助、痛苦和愤怒，随着社会支持的一点点剥离，铸成了情绪失控的果。他是如此的脆弱，生活中的情感，时而在巅峰，时而在深渊，冰火交替两重天。

知识点

1. 一天花五万，除了有钱，也可能有病

花钱大手大脚，一天花个五万，简直小意思。言语自大，兴奋话多，自我感觉良好，不知道的还以为你是中彩票了，其实这一

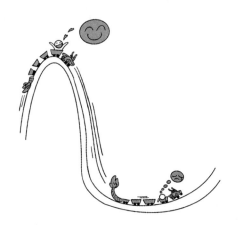

系列症状也可能是双相情感障碍的躁狂发作。其主要表现为：精力旺盛，感到心情特别愉悦，说话时眉飞色舞，自我感觉良好，活动增多，注意力难以集中，容易被外界事件吸引而转移注意力，当行为不被认可或遭受指责时，易情绪不稳，甚至会出现因烦躁或冲动而攻击他人的行为。

那什么是双相情感障碍呢？很多人对疾病认识不足，双相？难道有两面性？难道人格有分裂？其实双相情感障碍是精神科常见的一种疾病，指临床上既有躁狂或轻躁狂发作，又有抑郁发作的一类心境障碍。双相情感障碍刚开始发病多以抑郁发作为首发症状，主要表现为情绪低落，兴趣和愉快感丧失，思维过程变慢，注意力、记忆力下降，思维内容负面，高兴不起来，甚至出现自责、自卑、自杀的消极观念，以及失眠、食欲下降等躯体症状。而躁狂发作的症状表现就像案例中的卢倩一样，出现心情特别的开心，兴奋话多，行为动作明显增多，精力旺盛，自我感觉良好，花钱大手大脚，看到东西都想买，跟之前判若两人，行为草率，甚至可能有冲动伤人、毁物等。抑郁发作与躁狂发作两组症状反复交替出现。

2. 好好一个人为啥就时而超级兴奋，时而超级沮丧？

双相情感障碍确切的病因及发病机制还不清楚，目前大量研究资料认为其发病与遗传因素、心理社会因素等密切相关。

（1）遗传因素：双相情感障碍有明显的家族聚集性，血缘关

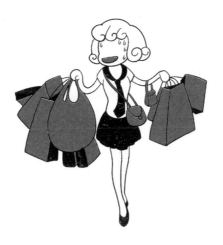

系越近，患病率越高，遗传度较高。

（2）神经内分泌因素：双相情感障碍患者也常出现下丘脑 –
垂体 – 甲状腺素 / 性腺轴等神经内分泌异常改变。

（3）心理社会因素：重大应激性生活事件如失恋、离异、考
试失败、失业、严重躯体疾病等可引起疾病复发或促使双相情感障
碍发生。

（4）其他因素：双相情感障碍多发病于成年早期，其发病
也有一定的季节性，秋、冬季多为抑郁发作，春、夏季多为躁狂
发作。

3. 那么自卑又那么自信，左右是问题，怎么办？

双相情感障碍看似很复杂，两种症状常交替出现，而针对不
同的发作症状均有相应的治疗方案。

躁狂发作

（1）药物治疗：用于躁狂发作治疗的药物，包括锂盐、丙戊酸盐、第二代抗精神病药等。医生会综合考虑对治疗起效时间的需求、患者既往药物治疗的效果，以及疾病发作的严重程度，同时也会考虑其用药的安全性与耐受性，再根据个体情况综合考虑后选择合适的用药方案。

（2）非药物治疗：对于一些有严重躁狂症状并存在攻击风险、伴有明显精神病性症状的患者医生会建议实行改良电抽搐治疗。目前心理治疗及其他物理治疗对躁狂发作的疗效证据不足。

抑郁发作

（1）药物治疗：用于抑郁发作的治疗药物包括心境稳定剂、第二代抗精神病药等。精神科医生会根据每个人的个体情况及要求开具个体化的用药方案。

（2）非药物治疗：对于难治性患者，如严重抑郁伴自杀风险或伴精神病性症状者，可使用改良电抽搐治疗。如同时使用改良电抽搐治疗合并药物治疗患者会考虑适当减少药物治疗剂量。心理治疗中常用的有认知行为治疗、家庭治疗和人际沟通治疗，这些心理治疗对双相情感障碍抑郁发作有显著的治疗效果，能预防疾病复发，在选择治疗方案时应根据个体情况及需求进行选择。

混合发作

双相情感障碍混合发作时药物治疗常选用情绪稳定剂，如丙戊酸盐、卡马西平、锂盐和第二代抗精神病药等。除了前面提到的药物及改良电抽搐治疗，联合心理治疗例如认知行为治疗、家庭治疗能够预防疾病复发，可有效改善其社会功能恢复，提高患者的生活质量。需要提醒的是药物治疗是一个长期的过程，在短时间内就算症状得到很好的控制也不能自行减药或者立即停药。

5 曾经教我识路的父母，现在却找不到回家的路

【疾病】阿尔茨海默病

案 例

隔壁夏奶奶今年73岁，她是一名退休教师，老伴在几年前去世了，夏奶奶不想打扰子女生活，平时都是一个人居住，偶尔到子女家走动走动，儿女也会时不时回来看看母亲，看看家里有没有缺的东西，好及时添补。平日里夏奶奶身体很健康，喜欢早起晨练，经常参加小区活动，家里虽然只有夏奶奶一个人，但家里收拾得干干净净，物品摆放整齐。

五年前夏奶奶的女儿周末带着孩子来看望，发现家里的东西不像以前那么整洁有序，夏奶奶手里拿着钥匙却到处找钥匙，女儿发现了母亲的异常，以为她是没休息好，或者有什么心事，与母亲沟通后，没有发现什么特别的地方，便没有再追问下去，心想着可

能只是因为年龄大了，记性变差了。

可渐渐地，家人发现夏奶奶越来越不对劲，整个人性格和行为都有些异常，时常四处找手机，出门找钥匙，下楼买菜走到楼下忘记自己出门是干啥的，又返回家中。以前出门买菜计算非常厉害，现在买一些简单的东西也不能计算出价格。以前喜欢出门参加社区活动，现在也不爱出门，看到熟人也不爱搭理，常常听到她嘴里念念叨叨，也不知道在说些什么。有时出门散步，许久都不回家，家人担心老人便外出寻找，发现夏奶奶就在楼下四处来回转悠，问她原因却说，不知道自己在哪里，找不到回家的路了。家人发现她记性越来越差，性格也变得古怪，爱莫名其妙地发脾气，问她原因也说不明白。

这时家人意识到夏奶奶肯定是生病了，但是不知道到底得了什么病，他们决定带夏奶奶到医院做一个全面检查。到医院做了一些检查测试以后，医生告诉家人夏奶奶得的是一种叫"阿尔茨海默病"的疾病。家人很不能理解，夏奶奶之前是一名教师，经常用脑，退休以后也没有一直闲着，喜欢与人交流，喜欢参加社区活动，怎么就得这个病了呢？

【知识拓展】曾经最亲的人，你却不知道我是谁

"对很多人来说死亡不是最可怕的，而是曾经最亲的人，我拉着你的手，你却永远记不得我是谁；你记得我的名字，我站在你

面前，你却不认识我。"

　　阿尔茨海默病是一种渐进性发展的神经系统退行性疾病，到目前为止，没有明确有效的治疗药物。统计数据显示，中国是阿尔茨海默病患者数量最多的国家，有近1300万患者。每年在走失的老年人中有近三成的人罹患阿尔茨海默病。阿尔茨海默病并没有针对性，因此谁都不可能与阿尔茨海默病绝缘，连美国前总统里根、英国前首相撒切尔夫人都罹患此病。尽管阿尔茨海默病主要常见于老年人群体，但它也不是老年人的专属。

　　阿尔茨海默病就宛如一块橡皮擦，将好不容易拼凑出来的记忆画面一次次抹去。电影《恋恋笔记本》中最后诺亚为患阿尔茨海默病的艾莉找回了记忆，但是这种美好很短暂，电影所呈现的不过是患者短暂清醒的瞬间，更多的时候还是听着自己演绎的故事，却不知道主人公就是自己。

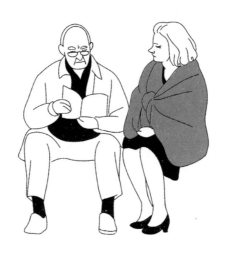

随着阿尔茨海默病患者的增多，越来越多的影视作品也关注到相关题材。国产电视剧《嘿，老头》里讲的就是一个孤独无依、患上阿尔茨海默病的父亲，一个离家多年、玩世不恭的儿子，生活让他们分开，命运又把他们紧紧捆绑在一起。从最初的敌视、漠然到逐渐心灵接近，慢慢找到他们曾经共同拥有的爱和力量。

综艺节目《奇遇人生》中，道子奶奶的丈夫患上阿尔茨海默病，自从患病后，爷爷慢慢忘记了曾经发生的事，忘记自己的家，也忘记了坐在旁边的人是自己相守了一辈子的老伴，有时他还把道子奶奶误认成自己的妈妈或是年轻漂亮的小姐姐。尽管如此，道子奶奶看到爷爷总是一副微笑的模样，她说："他忘记没关系，我会帮他记得。"也许现实中的那些无奈，并没有完整地被拍下来。可爷爷的身边，有对他始终不离不弃的家人，隔三岔五去探望，做爷爷最爱吃的菜，一家人坐下来，其乐融融地吃饭、聊天。一幕幕温馨的画面，感动着屏幕前的你我。

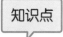

知识点

1. 丢三落四不等于阿尔茨海默病

最近总觉得记性不好，丢三落四的，糟了，我是不是得了阿尔茨海默病？也就是大众所熟悉的"老年痴呆"。阿尔茨海默病（Alzheimer's disease，AD）是一种起病隐匿、呈进行性发展的神经退行性脑变性疾病，临床特征主要为认知障碍（计算能力，分析及解决问题的能力，判断和执行能力）、精神行为异常和社会生活功能减退，导致患者的日常生活、社交工作能力明显减退，就像案例中的夏奶奶总是丢三落四，记忆力下降，记不住自己家的地址，语言表达不清楚，日常生活能力下降，行为、性格也会随之发生变化。虽然记性不好是阿尔茨海默病最主要的症状，但并不是说，记性不好就是阿尔茨海默病。我们常人不论年龄大小，也会出现记性差、忘记事情、丢三落四的情况，但多数人都是正常的暂时遗忘。那记忆力下降作为阿尔茨海默病最明显且早期出现的症状表现，与正常的老化忘记事情，该如何区别呢？

（1）正常的老化：很久之前的事情会不记得。

阿尔茨海默病：很久之前的事会记得，但忘记新近（近期）发生的事。这一点区别也是阿尔茨海默病患者记忆力下降最显著的

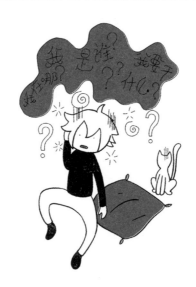

表现，一般人的记忆会逐渐忘掉时间久远、印象不深刻的琐碎事情，对昨天今天发生的事是能够回忆的。但阿尔茨海默病的患者不一样，时间久远的事情记得很清楚，对于近期几小时以前甚至几分钟前发生的事反而可能记不得，明显的近事遗忘。

（2）正常的老化：经过旁人提醒会想起。

阿尔茨海默病：经过提醒却仍然想不起。

普通人经常会到处找手机，可能一时半会确实想不起自己把手机放到哪里去了，床上？沙发上？还是刚刚上厕所放到卫生间了？但经过仔细回想或者家人的提醒，是能够回想起自己放手机的位置的。但阿尔茨海默病的患者就不一样了，就算旁人提醒也不能回忆，即使发现了手机的位置，但是刚才自己如何放手机的过程场景却完全想不起来，大脑是完全空白的。

（3）正常的老化：很久不使用的技能可能会忘记，但再次学习会很简单。

阿尔茨海默病：就算是刚学的技能都会忘记，再学也很难。

现在几乎人手一部智能手机，年轻人都会教老年人使用智能手机，如视频聊天、购物支付等技能，但长时间不用可能会忘记，只要提醒一下或者再耐心地讲解操作一遍，很快就又会使用了。但阿尔茨海默病患者不管是才学的技能还是长时间没用的技能，他们都会忘记，就算再耐心地讲解指导，他们也很难记住。

2. 最近父母老是记不住交代过的事情，帮我看看他/她是不是老年痴呆了？

阿尔茨海默病最早期往往是以逐渐加重的记忆力障碍为首发表现，起病缓慢，通常不容易被发现。父母如果老是记不住事情，同时有下列一项表现，就可能需要考虑父母是否患了阿尔茨海默病，这种情况最好去医院找专业医生确诊。

（1）性格变化：与原来的性格大不一样，性格发生不合情理的变化，比如莫名其妙地害怕、疑神疑鬼、胡乱猜忌别人等。

（2）做事情失去主动性：不愿参与任何活动，原来喜欢的一些兴趣爱好，现在也不喜欢了，对人不热情，不想与人交际，人也变得懒散。

（3）不能正确表达说话内容的意思：连一些简单的字词也会忘记，语言表达明显不如以前，甚至因为忘词而中断讲话。

（4）随手乱放物品：随意把东西放在不合适的地方，比如把很多垃圾废品如烂纸、塑料瓶等拿回家里，问及原因自己也不知道为啥要这样做。

（5）脾气和行为发生变化：虽然生活中人老了都会有一些情绪变化，但阿尔茨海默病患者的情绪行为变化特别明显，在短时间内突然悲伤，泪流满面，或突然情绪激动，变得怒气冲冲等。

3. 打麻将可以预防老年痴呆吗？

经常听到身边人说，走，打麻将了，免得以后老了得老年痴呆。那打麻将能预防吗？有研究发现在控制了其他变量的情况下，玩牌或打麻将对老年人认知功能保护具有显著的正向作用，所以打麻将对预防阿尔茨海默病也有作用。研究发现以下方法对于普通人预防阿尔茨海默病也有用。

（1）平时多听听音乐、晒晒太阳，保持一定规律的运动，正所谓"生命在于运动"，运动始终是保持身体健康的第一法宝。而对于老年人易患的认知能力退化，运动也在其中起到缓解的作用。

（2）避免脑外伤的发生，研究发现脑外伤常引起不同程度的永久性功能障碍。

（3）一些原因如一氧化碳中毒、人类免疫缺陷病毒（HIV）感染、梅毒等可能会造成痴呆，所以做好这些疾病的预防，自然就会离阿尔茨海默病更远一步。

（4）生活中控制好高血压、高血脂、糖尿病等血管性危险因素。

（5）控制好体质指数（【体质指数＝体重（kg）/身高（m）的平方】，过轻：＜18.5，正常：18.5-23.9，过重：24-27，肥胖：28-32），阿尔茨海默病的风险增加与较高的体重有相关性。

（6）多出去走走，多和周围的人接触聊天，每天多与老伴儿、邻居交流被证明也可以很大程度降低阿尔茨海默病风险。

（7）虽然有研究证明教育程度可能对患阿尔茨海默病有着一定影响，但大脑只会越用越灵活。所以多学习，也可以预防老年痴呆。

（8）勤做家务，在做家务的同时，为了统筹规划好一切，大脑也在活动，也能减缓记忆力衰退，对锻炼大脑都有好处。

人为什么陷入焦虑，是实力配不上欲望，还是才华撑不起野心？

【疾病】广泛性焦虑障碍

案 例

我今年 63 岁，现在已经退休了，以前是国家公务员，退休以后跟随儿子到省会城市生活，刚到的时候感觉一切都很陌生，不太能融入周围的圈子。五年前丈夫因病去世，我感觉生活突然变得空荡荡的，没有人可以一起聊天，感觉自己失去了依靠，特别孤独。以前家里的大事小事几乎都是丈夫在操心管理，现在什么事情都要自己去面对。

慢慢地我睡眠开始变差，夜间入睡困难，半夜易惊醒。第二天醒来感觉特别困倦，没有精神，刚开始我以为是因为丈夫的离开不习惯。可是后来睡眠不但没有得到改善，又开始出现心慌难受、爱出汗、手抖等不适，经常莫名紧张、担心、坐立不安，慢慢出现情绪低落，兴趣下降，不想做事，心里有说不出的难受。难受时就想大声喊出来，但是又感觉没有力气，开始整夜整夜地睡不着，我开始担心自己的身体。

我感觉自己可能是真的生病了，便到医院去看了医生，医生开了一些检查，一系列检查下来并没有发现异常。医生说我身体没有问题，让我放轻松。可回家以后，上述症状不但没有消失，反而越来越严重了，仍感坐立难安，夜里睡不着时感觉背部出汗越来越明显，一阵一阵地心慌，浑身像针扎一样难受，全身忽冷忽热的，食欲下降，胃口大不如前。有时心慌还会出现胸闷、胸痛。我怀疑自己是不是得了什么不治之症。又想着如果自己真的死了，儿子怎么办？

之后我又反复多次到医院检查，医生仍然告诉我身体没有问题，我现在特别不明白，我到底怎么了，看了那么多科室，都说没问题，我为啥还是会这样？我该怎么办啊？我明明觉得身体不适啊？后来有个医生建议我到心理卫生中心去看看，说我可能是心理方面的问题，我感到很疑惑，我确实身体难受啊，怎么会是心理的问题呢？

【知识拓展】女性天生要比男性焦虑吗？

随着社会的逐渐发展，人们的各种压力越来越大，焦虑障碍的发病率也越来越高，目前焦虑症已经超过抑郁症成为患病率最高的精神障碍。而女性患病率远高于男性患者，难道女性天生要比男性焦虑吗？

2016 年，美国焦虑和抑郁协会的研究显示，在全球范围内，女性被诊断为焦虑症的概率是男性的两倍。而在这之前，早在 2011 年，英国一项关于广泛性焦虑的研究也发现女性相比男性更易感到焦虑，女性有更多焦虑不安的想法，包括对健康的焦虑、对形体的焦虑、对社交的焦虑等。女性比男性更容易焦虑除了生理原因，例如去甲肾上腺素、荷尔蒙的分泌差异外，还有一些来自社会文化的影响。即使现代社会环境呼吁男女平等，也依然普遍存在对女性群体的刻板印象甚至是偏见，而如今社会对于女性在职场上的要求已经和男性几乎平等，但家庭的责任负担女性却不见减少。这都可能是女性比男性更焦虑的原因。

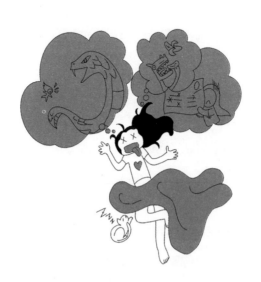

只有我能听到天使在 唱歌 ♪♫

知识点

1. 最近总是提心吊胆，紧张兮兮的

紧张担心，提心吊胆，心慌难受，坐立不安，总是觉得不舒服，整天胡思乱想，到医院检查又没发现异常指标，找不到原因，其实这一系列症状可能是广泛性焦虑障碍的表现。那么什么是广泛性焦虑障碍？广泛性焦虑障碍是精神科很常见的一种精神疾病，是以广泛且持续的焦虑和担忧为基本特征，伴有运动性紧张和自主神经活动亢进表现的一种慢性焦虑障碍。

广泛性焦虑障碍主要是以持续、泛化、过度的担忧为特征表现。这种担忧不局限于任何特定的周围环境，在任何环境下都可能会出现，或对负性事件的过度担忧存在于日常生活的很多方面，如过度担心自己或亲人患病或发生意外，异常地担心工作出现差错等。

同时伴有躯体方面的问题，主要是运动性紧张和自主神经活动亢进。运动性紧张主要表现为坐立不安、紧张性头痛、身体颤抖无法放松等；自主神经活动亢进如口干、排气增多；呼吸系统感觉胸部有压迫感、吸气困难、过度换气等；心血管系统症状如感觉心慌、胸闷不适；有的患者还会出现尿频尿急、四肢震颤、眩晕、肌肉疼痛等。这些都是广泛性焦虑障碍的表现。

2. 我一考试就紧张，是焦虑症吗?

人不论年龄大小，都会出现焦虑紧张不适，但多数人都是正常的情绪反应，比如学生考试，找工作面试，等待结果公布等。那么问题来了，这些遇到事情而出现的正常情绪反应焦虑和广泛性焦虑障碍又该如何区别呢?

区别一：反应影响不同

正常的焦虑情绪比如快考试了，虽然会紧张担心，但通常会抓紧时间复习应考，积极去面对，自己会积极去做能减轻焦虑的事情。

广泛性焦虑障碍患者面对事情的发生态度是消极的，焦虑的严重程度和客观事件或处境明显不符。

区别二：诱因不同

正常的焦虑情绪有明确的诱因事件，自己明确知道危险所在，所担心的事情也符合客观规律，会有正常的适应反应或为生物学的防御反应，是一种正常的情绪反应。

广泛性焦虑障碍没有明显的诱因事件，经常莫名其妙地出现，没有明确的焦虑对象或内容，是一种精神疾病。

区别三：持续时间不同

正常的焦虑情绪持续时间短，焦虑情绪一般会随着诱发原因的消失而消失。

广泛性焦虑障碍的持续时间长，可反复发作，患者无法自我调节，病程持续至少 6 个月或更长时间。

3. 想得越多越容易焦虑

我们前面说了广泛性焦虑障碍与正常焦虑情绪的区别，那都是焦虑，可能有些患者会问为啥我就患上广泛性焦虑障碍了呢？难道真的是想得太多了吗？关于广泛性焦虑障碍的病因可以简要归纳如下三点：

（1）素质因素：童年期没有得到足够的温暖和支持，家庭的不完整，父亲或者母亲的角色缺失，从小不安全感的积累，性格敏感、多疑等。

（2）诱发因素：广泛性焦虑障碍的发生常与生活应激事件相关，特别是有威胁性的事件，如离异丧偶、躯体疾病以及失业等。

（3）维持因素：生活应激事件的持续存在可以导致广泛性焦虑障碍的慢性化。同时个体对事物的看法如"非黑即白"，把事物都分成了两个极端，用两种截然相反的标准去评判同一件事物，认为不是对的那就是错的，并且考虑事情时容易走极端，总是想象事件的最坏结果，甚至对将来不可能发生的事情也要做最坏的打算，消极事件产生的负面影响会被急剧放大。

4. 坐立难安，慢慢放松，深呼吸就好了吗？

随着社会的发展，近年来广泛性焦虑障碍的发病率越来高，那当焦虑发作时我们应当如何应对？有的人可能会说深呼吸，慢慢放松就好了，这样真的能缓解吗？我们来看看焦虑发作时可以怎么做。

（1）呼吸调整法。

注意调整自己的呼吸，有意识地控制呼吸的频率和深度。这时候可以通过缓慢而深的腹式呼吸进行呼吸控制，帮助放松、缓解紧张焦虑的情绪。具体的腹式呼吸方法：呼吸时需要将一只手放于腹部，然后缓慢地用鼻子吸气，感觉一股气体从口腔到达胸部再达到腹部，腹部慢慢凸起，停顿几秒钟，再用嘴慢慢吐气，感觉腹部慢慢凹下去，一呼一吸持续 10~15 秒，每次练习 3~5 分钟，这样可以有效缓解呼吸的问题。

（2）渐进式肌肉放松法。

这是指一种逐渐的、有序的、使肌肉先紧张后放松的训练方

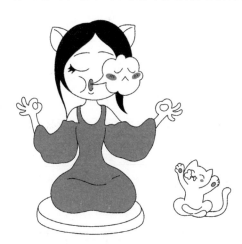

法。可以消除身体和心理方面的紧张状态，使身心得到放松。练习者选择一个相对安静的环境，以免受到其他声音的干扰，以一个自己觉得舒适的姿势靠在沙发或躺椅上，闭目，让自己完全放松下来。跟随指导语将注意力分别集中在身体的各个部位，感受肌肉的紧张与放松。同时配合自己喜欢的轻音乐，进行深而慢的呼吸。需要注意，放松要循序渐进地进行，要求在放松之前先使肌肉收缩，再进行放松。在肌肉收缩和放松后，通过比较体验那种放松感。在放松训练时，最好自上而下有顺序地进行，放松一部分肌肉之后再放松另外一部分，渐进而行，每部分肌肉由紧张到放松的过程间隔10 秒。

指导语：

找个舒服的姿势坐下，做一些细微的调整，没有束缚，最终让自己处于一个非常舒服的位置。

准备好了吗？好，现在闭上眼睛，深深地吸气，保持一会儿（停顿 5 秒），慢慢地用嘴呼气，感觉紧张随气体离开了身体，再来一遍，深深地吸气，保持一会儿（停顿 5 秒），慢慢感觉紧张随气体离开了身体，感觉很轻松，很自在。

*头部放松：*继续调整呼吸，现在来感觉全身肌肉紧张与放松，把注意力集中到你的头部，请皱紧额部的肌肉，皱紧，保持一会儿，再保持一会儿，额头肌肉有紧张、酸、胀的感觉（停 10秒），好，放松，彻底放松，感觉肌肉放松后的自在与轻松。

*眼部放松：*把注意力集中到你双眼，请紧闭双眼，用力紧

闭，保持一会儿，再保持一会儿。肌肉有紧张、酸、胀的感觉（停10秒），好，放松，彻底放松，请你仔细体会一下双眼舒展之后的放松的感觉，你觉得好舒服好轻松。

颈部放松：集中注意力到你的颈部，用力将下巴靠近胸部，保持一会儿，再保持一会儿（停10秒），好，放松，彻底放松，感觉紧张已经离开你的身体，觉得好舒服好轻松。

肩部放松：现在集中注意力到你的肩部，耸起肩膀，越高越好，感觉肩部肌肉的酸、麻、胀，保持一会儿，再保持一会儿（停10秒），好，放松，彻底放松，感觉紧张已经离开你的身体，觉得好舒服好轻松。

腹部放松：现在集中注意力到你的腹部，用力收腹，感觉腹部肌肉的紧张，保持一会儿，再保持一会儿（停10秒），好，放松，彻底放松，请你仔细体会一下放松后的轻松与自在，你觉得好舒服好轻松。

双手放松：现在集中注意力到你的双手，请平举你的双手，握紧拳头，前臂肌肉有胀痛紧张的感觉，保持一会儿，再保持一会儿（停10秒），好，放松，彻底放松，请你仔细体会一下放松后的轻松与自在，你觉得好舒服好轻松。

双腿放松：现在集中注意力到你的双腿，抬起双腿，请将脚尖用劲向上翘，脚跟向下向后紧压，绷紧小腿部肌肉，保持一会儿，再保持一会儿（停10秒），好，放松，彻底放松，请你仔细体会一下放松后的轻松与自在，你觉得好舒服好轻松。

现在你整个身体都没有力气，你的全部身心都已经完全松弛下来，此时的你感到非常轻松，非常舒服。这种感觉是属于你自己的，以后在任何时间、任何地方，你都可以享受这种轻松、舒服的感觉，好，准备结束这次休息，我从1数到3，慢慢地睁开你的眼睛，你会感到平静与轻松，1、2、3，请睁眼。

除以上方法外，在焦虑发作期间，你还可以采用以下方式进行应对：

（1）先告诉自己，我确实得了广泛性焦虑障碍，但这个病是可以治好的，没什么可怕的。

（2）尝试慢慢和它相处，接受它是身体的一部分，接纳自己目前的状况，先接纳它的存在，不要逃避，要知道这将要经历一个过程。

（3）多培养兴趣爱好，让自己充实起来，它也就没时间再钻进来了。

（4）循序渐进地进行体育锻炼，因为人在运动的时候，会分泌一种叫内啡肽的荷尔蒙，它会让人感觉良好，缓解疼痛，减轻压力、紧张和焦虑。

紧张、恐惧，甚至出现濒死感，几趟急诊下来，医生说我可以到心理卫生中心看看

【疾病】惊恐障碍

案 例

我是一名公司管理人员，平日里身体很健康，也喜欢运动，但工作比较繁忙，压力也有些大。在一次公司例会上，没有特别的原因，我突然觉得心跳加速，心脏怦怦乱跳，感觉快跳出胸腔了，胸口也觉得有块石头压着，难受得很，同时还觉得缺氧，尽管不停地快速吸气，但还是感到呼吸困难，手心都是汗，我心里想着——我肯定是心脏有问题，快要死掉了，必须、立即、马上到急诊科。我急迫地向公司同事求救："快打 120，我不行了。"

很快救护车赶到，我当时感觉自己身体根本动不了，四肢发麻，也不能呼吸，心脏一直在咚咚跳，超级难受，感觉下一秒我就要去见阎王了。见到救护人员，我急迫地说："快救救我，我心脏

难受，也呼吸不了。"急救人员快速将我抬上救护车，马上给我吸氧，到急诊科做了心电图等好多检查，没有发现异常，大概半小时后我觉得好多了，心也不慌了，也能呼吸了，就觉得有点虚弱，医生便让我回家休息。

但郁闷的是，接下来的时间里，不只在公司，有时在家里、车里也会出现心跳加速、呼吸困难等症状，难受得很，每次都觉得自己马上就要死了，我只有打车去急诊科或打120，但每次在急诊科待半个小时左右就好了，最后医生都以急诊检查无异常开具病例让我回家休息。一个月我通常会去急诊两三次，公司同事都说我要以急诊科为家了，干脆搬到医院旁边住算了。

虽然我的工作生活也能照常进行，只是一个月去几次急诊

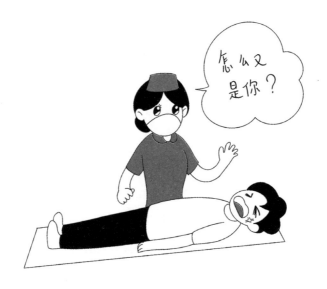

科，但是我的生活质量明显下降，整天控制不住地担心、焦虑，担心自己会再次发病。有人陪在旁边我就稍微放心些，但不敢一个人开车、一个人睡觉，也不敢独处，害怕自己一个人时发病没有人帮忙拨打 120 电话，害怕自己会突然死去，整日提心吊胆，注意力不能集中。我甚至真的在持续跑急诊半年后，在医院旁边租了个房子，离急诊科大概一百米远，心想着如果又心慌难受了，我也能快速去急诊处理，搬过来后你别说还真有用，以前一个月去两三次，现在一个月也就去一次急诊。

除此之外，我也去了心脏科、呼吸科、神经科检查，但医生就是检查不出来什么问题，有几次我一直追问医生："我这到底是怎么了，看了那么多科，都说没问题，我为啥还是会这样？我怎么办啊？！"终于有个神经科医生对我说："你要不去心理卫生中心看看。"我当时彻底蒙了，怎么是心理问题啊？！

【知识拓展】为什么是我？

惊恐障碍发作时常伴有强烈的濒死感或失控感，发作时可累及多系统，症状多种多样且具有非特异性，病人会频繁就诊于综合医院的各个科室，甚至多次就诊急诊科，反复检查，但检查结果不足以解释病人的躯体症状。一次调查结果显示，惊恐障碍病人在确诊前最多就诊过 31 名医生，人均就诊过 6 名医生，就诊急诊科最多 26 次。惊恐障碍与遗传因素、生物学因素、心理因素关系密切。惊恐障碍具有较高的家族聚集性，直系亲属中曾患惊恐障碍的，其患病的风险更高。生物学因素方面，与惊恐障碍相关的神经递质有 5- 羟色胺、多巴胺、去甲肾上腺素、γ - 氨基丁酸等；相关的受体有苯二氮䓬受体、β - 肾上腺素能受体等；当惊恐发作时很有可能产生的某种物质阻断了受体，从而诱发了焦虑症状。心理因素方面，患者有童年的创伤性事件，发病前不良生活事件及人格因素都与其发病有关，其中具有伤害避免性特质人格与神经质等人格特征的人与惊恐障碍的发病更为密切。患上惊恐障碍的因素林林总总，患者不必执着于自己为什么患病反而能帮助疾病康复。

知识点

1. 心慌难受，反复去急诊科，检查结果又没有异常，这到底怎么了？

心慌难受，呼吸困难，极度害怕、恐惧，感觉自己快要死掉，反复发作又自行缓解，到医院检查一切正常，找不到原因，其实，这一系列症状指向的是惊恐障碍这个病。什么是惊恐障碍呢？惊恐障碍是精神科常见的一种疾病，主要表现为反反复复的惊恐发作。惊恐发作通常没有具体的诱因，就是莫名其妙、没有预兆地发作了。不过惊恐的早期发作通常与一些事件相关，如遇到重大疾病或事件、面对亲密关系的丧失或与家庭分离等。

刚开始出现惊恐发作时，人们通常会觉得略有害怕、胸闷、心跳加快等，持续 10 分钟左右，症状的严重程度就会达到高峰，主要表现为不合常理的、极度的恐惧，感觉自己要死了，并有失控感。同时伴随有躯体症状，包括心脏咚咚咚地跳得特别快，感觉有东西卡住了自己的脖子，喘不过气，想吐，脑壳晕，全身无力，四肢麻木，全身发抖，大汗淋漓等，这些躯体症状会进一步让人相信自己将要面临死亡。惊恐发作时人们通常会离开所处环境并寻求帮助，常见的是去医院急诊进行处理，但通常症状持续 10~30 分钟后会自行缓解，很少超过 1 个小时。发作期间，部分人由于担心发病时得不到及时的帮助，会回避一些活动，比如不愿单独出门，不愿到人多热闹的场所等。

2. 医生，我是不是没有救了？

虽然惊恐发作每次都来势汹汹，但这个疾病并没有那么可怕，也不会危及我们的生命，我们是有办法可以治疗、缓解惊恐障碍的。

药物治疗是最重要的治疗方式，抗抑郁药、苯二氮䓬类药物都能很好地缓解惊恐障碍。但这些药物具有一定的副作用，包括口干、心动过速、嗜睡、乏力等。相对药物的治疗作用来说，药物副作用是可以接受的。具体怎么用，用哪一种药物，需要咨询专业的精神科医生，医生会根据每个人的病情开具个体化的药物方案。

心理治疗也是一种非常有效的治疗方式，其中，认知行为治疗应用最为广泛。惊恐障碍的患者通常会有错误的疾病认知，即对已有躯体症状的灾难化解释，比如说心慌肯定就是心脏病发作了，心脏病发作马上就要死了等等一系列解释，患者通常会夸大躯体不适带来的后果，低估自己应对这些躯体不适的能力。通过认知行为治疗，让患者认识到自己的错误认知，重建正确的认知，可以缓解疾病。不过，一定要去正规医院找专业的心理治疗师进行心理治疗!

目前临床上常用药物治疗联合心理治疗的方式来治疗惊恐障碍，联合治疗能够更好预防停药后的疾病复发，获得更为持续的治疗效果。

3. 感觉喘不上气、心慌时，这些方法很有用

惊恐发作时，你可以采用以下方式进行应对。

（1）口袋呼吸法。

惊恐发作伴有呼吸急促、大口喘气或感到气紧时，可以找一个纸袋撕去纸袋底端的一角，用纸袋开口的一侧套在嘴巴鼻子上呼吸，如果旁边实在找不到任何袋子，也可以用双手紧紧并拢，捂住口鼻呼吸。为什么要这么做呢？因为当人在快速呼吸时，由于肺部氧气、二氧化碳的交换增加，将导致人体血液中的氧气增加和二氧化碳减少，从而引起人的血液暂时碱性化，而后导致大脑血流减少、心跳加快、呼吸肌疲劳以及血液电解质紊乱等短暂生化效应。此种躯体反应反而将进一步加重惊恐发作时的躯体症状，强化患者

的恐惧，而纸袋呼吸法增加了血液中的二氧化碳，能在一定程度上阻断躯体反应的发生，帮助缓解症状。

（2）腹式呼吸法。

在惊恐发作时常伴有过度通气或呼吸困难，这时候可以通过缓慢而深的腹式呼吸进行呼吸控制，帮助放松、缓解紧张焦虑的情绪。腹式呼吸时需要将一只手放于腹部，然后深深地用鼻子吸气，感觉一股气体从口腔到达胸部再达到腹部，腹部慢慢凸起，停顿几秒钟，再用嘴慢慢吐气，感觉腹部慢慢凹下去，一呼一吸持续10~15秒，这样可以有效缓解呼吸的问题。惊恐发作时最开始练习腹式呼吸可能有些困难，但一定要坚持做，当能熟练地使用腹式呼吸时，就能达到效果。

惊恐发作期间，你可以采用以下方式进行应对：

（1）多运动：每周坚持运动，惊恐发作的概率就会下降，相

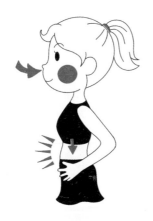 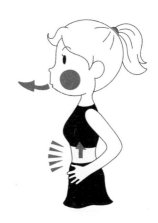

应症状也会减轻。运动可以促进大脑活动和产生积极情绪，可以尝试一些有氧运动，比如慢跑、骑车、游泳或其他运动项目。

（2）重建认识和希望，可以试试反复默念以下句子，每天坚持练习 20 分钟，并在生活中试用，看似简单的自助方法却十分有效：

·我感到的不安不过是一种心理反应。

·这些不适症状并没有危害性后果。

·保持平静，焦虑会逐渐减退，我以往的经验说明焦虑都会消退的。

·医生说过我不会死，这些只是焦虑的一种症状，事实确实是这样的。

·家人朋友为我的进步感到高兴，我现在更加不需要到医院了。

8 我讨厌站在聚光灯下

【疾病】社交焦虑障碍

案 例

我今年21岁，是一名在读大三学生，从小性格偏内向，印象中高中开始在公众面前我就特别羞涩，尤其是在一些社交场合，我怕看到熟人，我怕与他们打招呼，远远地看到有老师或者同学经过，我就不自主地低下头，就像没看到他们一样，我怕与他们有眼神接触，不敢直视他们的双眼，就像自己做了什么亏心事不敢见人一样。如果遇到不可避免的场合，我就感觉整个人紧张得不行，心慌，说话时脸红，耳朵也会发红，我能感觉到自己脸部发热，头晕，大脑一片空白，心怦怦地跳，全身起鸡皮疙瘩，四肢发麻，感觉自己整个人都在发抖，接着气紧、胸闷、乏力，感觉自己快喘不过气来，说话也开始结巴。

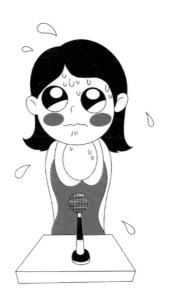

　　我感觉自己在同学面前就是一个怪人，不敢在他们面前大声说话，觉得他们都不喜欢我，担心别人嘲笑或背后会议论我的一言一行，我也担心害怕自己在他们面前出丑，更害怕在社交场合发言，害怕在公共场合用餐、公开讲话，总觉得大家都在看着我，整个人变得很不自在，所以渐渐地我不愿再去这些社交场所，很少与人接触。这个问题越来越严重，已经严重影响到我生活学习的各个方面，学习成绩开始下降，跟同学、老师之间也没办法交流，我甚至连门都不愿意出，我觉得这样可以避免很多上述问题的发生。但我知道这样下去不是办法，我也私下买了很多关于社交方面的书，也按照上面说的方法去做，可是效果都不明显。我也去学校看过心理老师，老师建议我到精神科去看看，难道我真的要到精神科去看医生吗？

【知识拓展】人越多越焦虑？

一位社交焦虑障碍患者对他的医生说："我不怕鬼，我怕的是活人。当我来到一个有陌生人的场合时，会觉得难为情。开始时会心慌、出汗，感到恐慌、焦虑，直到离开，才会觉得轻松。而且我发现别人从来不对我微笑。"

事实真的是这个样子吗？答案当然是否定的，研究发现，社交焦虑障碍患者有严重的选择性注意偏差，也就是说你对一个社交焦虑障碍患者微笑，他可能根本就没有注意到你的微笑，而是不自觉地为你的皱眉停留。

心理学家曾经让两群人分别观看一张没有任何情绪表情的照片，然后问他们有什么感受。1分表示非常不愉快；3分表示没有感受；5分表示非常愉快。大多数人的选择是3分没有感受，因为图片没有任何喜怒哀乐的表情；而社交焦虑障碍患者的选择则多为1分，不愉快，他们认为这张图片让自己觉得不愉快。这说明在社交互动中，社交焦虑障碍患者他们有时候在人为制造矛盾，自己却完全意识不到。就像在一次社交活动中，你可能只是看了他一眼，他们内心就开始胡思乱想无法停下来，尽管这个眼神明明没有任何特殊的含义。他们还是会不停地想：我刚刚说的那句话是不是很丢

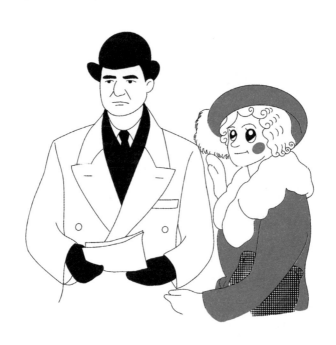

人，是不是让他不开心了？

　　影片《国王的演讲》讲述的是患口吃的乔治六世临危受命成为英国国王时发生的故事。当时的他无法在公众面前发表演讲，只要一站到公众面前他就会异常紧张，面对公众彻底失语，这令他接连在大型仪式上出丑。这些表现证实他患有严重的社交焦虑障碍，在语言治疗师莱恩尼尔·罗格的治疗下，他发现在聆听音乐时自己朗读起来竟然十分流利。后来他配合治疗，克服心理障碍，最后在二战前发表了鼓舞人心的演讲。

知识点

1. 不愿社交，就是社交障碍？

"老师让我上台讲话？怎么办？想想腿都发软！"

"一进电梯抬头一看全是单位领导，我要说些什么呢？我还是假装看手机算了！"

"同学打电话说周末同学聚会，我不想出门，都那么久没见过面了，不知道说什么，我直接拒绝说没时间要上班算了！"

生活中有很多人都有类似经历，那是不是就代表得了社交焦虑症了呢？

其实，这些症状只能说明内向、害羞、害怕出众、不想出门、不想交际，并不能代表你就患有社交焦虑障碍。那什么是社交焦虑障碍呢？

社交焦虑障碍又称社交恐惧症，是一种常见的精神障碍。其核心症状是显著而持续地害怕在公众面前出现羞耻或尴尬的社交行为，担心别人嘲笑或负面评价自己，在相应的社交场合下持续出现紧张、恐惧，而有意或无意地表现出逃避反应。比如，在公共场合紧张不安，不敢抬头与人直视，担心言行被人审视，害怕自己出丑，害怕在公共场合发言，害怕在公共场合用餐等。

社交焦虑障碍主要有以下典型表现：

（1）对社交场合的恐惧或焦虑是不合理的、强烈的。

（2）会试图逃避社交场合，或是带着痛苦去忍受。

（3）出现一些不受自己控制的躯体症状：面部充血导致面红耳赤、大脑一片空白、四肢缺血发麻、心慌、气紧、胸闷、手抖、乏力、肢体发冷、结巴等。

（4）害怕自己被别人嘲笑或评价，更害怕自己的焦虑被别人发现。

（5）总是会因社交场合引起恐惧或焦虑。

（6）患者尽管意识到这种紧张、恐惧是不合理的，但仍然设法回避相关社交场合，对必须参加的社交承受着强烈的痛苦和焦虑。

（7）个人生活、职业功能和社会关系受到严重影响。

2. 难以克制与人交往的极度紧张，怎么办？

"一到社交场合便出现紧张、恐惧、脸红、口干、出汗、心慌胸闷等躯体不适，我现在都不敢去这些社交场合了，这该如何是好？"

别怕，我们是有办法可以缓解社交焦虑的。认知行为治疗是现在治疗社交焦虑障碍的首选方法，在患病的过程中很多患者已经学会如何回避令他们产生恐惧焦虑的场景而尽量不影响自己的日常社会功能。而对恐惧环境的系统脱敏疗法或暴露疗法（是指让病人暴露在各种不同的刺激性情境之中，使之逐渐耐受并能适应的一类治疗方法）对社交焦虑障碍是很好的治疗方法，而使患者恐惧的环境可以是现实的，也可以是虚拟的，随着现在计算机技术的进步，虚拟现实（VR）的脱敏和暴露也开始应用。其基本原理是消除恐惧对象与焦虑恐惧反应之间的条件性联系，对抗回避反应，并在此过程中改变自己不合理的认知。

药物治疗是重要的治疗方式，目前应用广泛的抗抑郁药、苯二氮䓬类的药物能有效缓解社交焦虑障碍患者的焦虑、恐惧症状，精神专科医生会根据其病情的轻重程度制定相应的治疗方案，治疗期间也要观察个体的病情变化和不良反应，并及时处理。同时药物治疗也有助于心理治疗的顺利开展，药物治疗和心理治疗不能互相取代，在治疗开始时即可同时应用，临床研究还发现联合心理治疗和药物治疗是治疗社交焦虑障碍的最佳方法，将获得更为持续的治疗效果。

3.她／他不想出门，一天天都待在家里，好着急

对社交场合的焦虑、恐惧，已经严重影响到个人生活、职业功能和社会关系，导致很多患者天天待在家里，不愿出门，不知如何是好。

其实，当焦虑恐惧时你可以这样做：

（1）呼吸调整法（详细内容在广泛性焦虑障碍的训练中也有提及，参见51页）

（2）肌肉放松训练（详细内容在广泛性焦虑障碍的训练中也有提及，参见51页）

你还可以采取以下方式进行应对：

（1）了解自己，合理评价自己的能力和状态，合理评价他人的期待与反应，合理制订克服社交困难的计划，比如写日记，有助于了解自己在日常生活中的个人形象和社交时的举止反应。

（2）接纳自己，不否定自己，不断地告诫自己"我是最好的，天生我材必有用"，不苛求自己，告诉自己我已经尽力了。

（3）鼓励自己，告诉自己焦虑只是情绪，情绪伤害不到自己，无须恐惧。

（4）总结自己，每天给自己 10 分钟的思考时间，不断总结才能够面对新的问题和挑战。

（5）发泄情绪，找个可信赖的人说出自己的烦恼，可能他人无法帮你解决问题，但至少可以将不好的情绪发泄出来。

（6）设计活动，给自己制订规律适当的运动计划，适当的运动不但可以增加代谢，改善循环系统，还能促进内啡肽释放，从而减轻焦虑的症状。

（7）积累知识，多多学习交流的方法，让自己可以从容地进行交际，比如看书、画画、旅游，这些都是积累谈资的好方法。

（8）积极交流，一开始可以从自己最亲近的人开始，慢慢习惯用放松的姿态进行交流，然后再扩大交际人群。

（9）如果真的没什么想法，就还是选择沉默吧。不要把在社交场合一声不吭片面地理解为是一件坏事。

出门总担心门窗没关好，反复来
回检查，可能是病，得治！

【疾病】强迫症

案　例

我叫李杰，今年 20 岁，是一名在读大学生，平时对自己要求特别严格，其他同学会安排很多娱乐节目或是周末几个好友会约着一起看看电影，但我觉得这种娱乐方式很浪费时间，我想把时间都用在有用的地方。例如：我的成绩一直在年级排名前三，如果下滑到三名以后就会反复想为什么，是自己哪里没有复习到，还是考试时不够仔细、没有审好题？然后我会严格要求自己，在下次考试时要追回名次。

除了学习以外，平时生活中我也会要求自己，我的学习书桌必须摆放整齐，各类学习用书必须按大小、厚薄依次摆放好，书放左侧，笔筒必须放在书本的右上角，台灯放右侧，台灯的朝向是固定的。出门时我也总会担心门窗没有关好，每次都要反复去检查门是否关好了，就算走到楼下我也会反复上楼检查几遍，然后，我还会不由自主地在脑海里确认我的窗户是关好了的、门也是关好了的，思考刚刚检查的每一个步骤，中途不允许有人打断我的思路，如果有人打断我，又会重新思考。以至于我每次出门都要花很长的时间。

其实我知道这样做没必要，但是就控制不了，如果我不这样做，心里会更加难受，根本没办法再继续做后面的事情，我会一直纠结。为此我也感到很痛苦，身边的同学和家人都觉得我生活很累，对自己要求太高，他们甚至觉得我是一个怪人，都劝我到医院去看看。其实我也意识到这种情况已经影响到我的生活，脑子里经常想一些不必要的事情，比如：我为什么要考研，我考研的目的是什么，如果不考研我又能干什么呢？诸如此类的问题经常在我的脑海中不停地出现。这种情况持续快两年了，我越发觉得痛苦，终于在家人的强烈要求下我答应他们到医院看看，结果医院诊断我为"强迫症"。我为什么会得强迫症呢？我只是对自己要求严格一点，难道这样不好吗？

【知识拓展】我也不想这样

对于强迫障碍曾经有这样的比喻："好比一个人害怕自己的影子，他想甩掉它，于是他使劲儿地跑，玩命地逃，结果影子还是跟着他，怎么也甩不掉。于是他更加恐惧，跑得更快。可没想到，影子始终紧紧地缠着他。十几年过去了，他很绝望、很痛苦，他认为他这一生的不幸，就是影子害的。没有了影子，他早就纵横天下了。"

　　影片《温暖的抱抱》是一个关于强迫症主题的喜剧电影。主人公有着严格的时间表：

　　7：00　准时起床

　　7：10　整理床铺

　　7：20　洗头洗澡

　　7：40　清理浴室

　　8：00　换好衣服

　　8：15　准时出门

　　8：30　到达单位

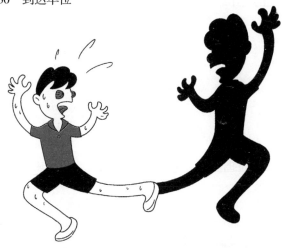

他每天严格按照这个时间表执行，路上匀速前进，这样都不用等待红灯，不会有半点差池，准时到达单位上班。主人公追求完美、注重细节、反复思索、按部就班，如果不按计划执行，他的内心会异常痛苦、难受。

电影《强迫症联欢会》讲的是六个强迫症患者集体接受治疗的事。有打死也不踩砖缝的帅气青年，有控制不住会骂脏话因此得罪了不少人的大叔，有出门前需要反复检查门窗甚至明知拿了钥匙也要反复检查的大婶，有控制不住重复说话的年轻女教练，有反复洗手、疯狂打扫的年轻女实验员，有碰上数字就要疯狂计算的出租车司机，他们都因为这些难以控制的"怪癖"而饱受折磨。虽然察觉到自己的想法或做法不太合理，他们却没有办法不去这样做。虽然这是一部幽默喜剧片，或多或少放大了人物的行为和反应，但对于强迫症的描述却一点也不夸大。

知识点

1. 出门检查几遍门窗就一定是强迫症吗?

每次出门总是要检查一下燃气灶关没关，门窗关好没有。

随身携带的包包总是要手机放左边、钥匙放右边、纸巾放中间。

回家第一件事，先换身衣服洗个手。

每天必须按照时间表做事。

......

别慌，就算你有上述表现也并不代表你就得了强迫症，那什么是强迫症呢？

强迫症是一种以反复、持久出现的强迫思维和（或）强迫行为为基本特征的精神障碍。患者明知这些思维和（或）动作没有现实意义、没有必要，也有强烈的摆脱欲望，不想这样做，但却无法控制自己，因而感到十分焦虑和痛苦，并且严重影响了日常生活及社会功能。

强迫思维是指反复出现、持续存在、不恰当地闯入头脑中的一些想法、表象和冲动。如：出门后怀疑家中的水龙头没关好或门没上锁，虽已反复检查多次，证实都做好了，但过后仍怀疑，会反复去想，这种观念会反复出现，并不会因为反复检查过而消除，自知没有意义，但却无法控制。

强迫行为是指患者感到不得不反复进行的行为或精神活动，这是为了阻止、抵消和控制强迫思维所带来的不适感和焦虑而出现的一些仪式性的反复行为动作。如：怕脏，在电梯触摸了按钮，回家后反复洗手，总担心手没有洗干净，虽然已反复清洗多次，但一想到很多人触摸过，还是会反复去清洗，自知没有意义，却无法控制。

回避行为为患者回避触发强迫观念和强迫行为的各种情景，如怕脏，患者会尽量不去接触自己认为脏的事物。

"老师，说了那么多，那我天天想着减肥，也觉得很痛苦是不是强迫症呢？"

　　强迫症诊断要点：患者必须在连续两周内的大部分时间存在有强迫思维或强迫行为，或者两者均存在；有明显的痛苦烦恼或妨碍日常活动；强迫思维和动作必须被看作是患者自己的思维或冲动；至少有一种思想或行为仍在被患者徒劳地抵制；想法或冲动必须是令人不愉快地反复出现；一天花费一小时以上时间处理这种情况的发生或明显地干扰了正常的日常活动，并且症状并非由于某种药物或躯体情况所致；无法用其他精神障碍的症状解释。

2. 为什么他们这么的"精益求精"？

　　为什么会得强迫症呢？为什么强迫症患者会如此的精益求精？是因为从小对自己要求过于严格还是因为平时想得太多？强迫症的发病具有鲜明的生物 - 心理 - 社会模式特征，研究发现主要与以下几个因素有关。

　　遗传因素：如家族中有人患过强迫症，家族其他成员患强迫症的概率会比普通人高。

　　神经生化因素：各种神经递质的失衡状态可能是导致强迫症的重要原因。可以理解为当大脑中某一个部位出现问题后大脑就可能会出现反复思考或反复做一些没有意义的行为。

　　器质性因素：研究发现部分强迫症有脑损伤史，许多器质性疾病也易产生强迫症状，如脑炎、癫痫及颞叶损伤的病人。

　　心理社会因素：强迫症与强迫症人格有一定关系，其人格特点是过分追求完美、遵守规则、犹豫不决、敏感、对自己缺乏信心。日常生活中的各种压力、挫折、躯体疾病等，女性压力因素包括妊娠、流产、分娩和家庭冲突等。青少年起病心理因素包括学习压力、同学关系、家庭不和以及父母对子女的教育方式过分严厉、父母教育不一致等。

3. 看看自己和家人有没有强迫症

如果想清楚地知道自己和家人的强迫程度，可以来做一做下面这个小测试。

问　题	选　项				
1. 你每天花多少时间在强迫思维上？每天强迫思维出现的频率有多高？	0= 完全没有	1= 轻微（少于1小时）	2= 中度（1~3小时）	3= 重度（3~8小时）	4= 极重（大于8小时）
2. 你的强迫思维对社交、学业成就或工作能力有多大妨碍？	0= 不受妨碍	1= 轻微	2= 中度	3= 重度	4= 极重
3. 你的强迫思维给你带来多大的苦恼或困惑？	0= 完全没有	1= 轻微	2= 中度	3= 重度	4= 极重
4. 你有多努力对抗强迫思维？是否尝试转移注意力或不去想它？	0= 一直不断努力与之对抗	1= 大部分时间与之对抗	2= 用些许努力去对抗	3= 未试图控制，但仍有些不甘心	4= 完全愿意屈服于强迫思维
5. 你控制强迫思维的能力有多大？你停止或转移强迫思维的效果如何？	0= 完全能控制	1= 大多能控制	2= 中等程度控制	3= 控制力弱	4= 无法控制

续 表

问 题	选 项				
6. 你每天花多少时间在强迫行为上？	0= 完全无强迫行为	1= 轻微（少于1小时）	2= 中度（1~3小时）	3= 重度（3~8小时）	4= 极重（大于8小时）
7. 你的强迫行为对社交、学业或工作有多大妨碍？	0= 不受妨碍	1= 轻微	2= 中度	3= 重度	4= 极重
8. 假如被制止从事强迫行为时，你有多焦虑？	0= 没有焦虑	1= 轻微	2= 中度	3= 重度	4= 极重
9. 你有多努力去对抗强迫行为？或尝试停止强迫行为的频率？	0= 一直不断努力与之对抗	1= 大部分时间与之对抗	2= 用些许努力去对抗	3= 未试图控制，但仍有些不甘心	4= 完全愿意屈服于强迫行为
10. 你控制强迫行为的能力如何？停止强迫行为的效果如何？	0= 完全能控制	1= 大多能控制	2= 中等程度控制	3= 控制力弱	4= 完全无法控制

评分标准（总分＝所有条目分数相加）：

0-5 分为无强迫思维和行为。

6-15 分为轻度：单纯强迫思维或强迫行为仅需要 6-9 分，症状已经对患者的生活、学习或职业开始造成一定程度的影响。

16-25 分为中度：单纯强迫思维或强迫行为仅需要 10-14 分，症状的频率或程度已经对生活、学习或工作造成显著影响，导致患者可能无法有效完成原本的角色功能。

25 分以上为重度：单纯的强迫思维或强迫行为，仅需要 15 分，15 分以上的症状非常严重，完全无法完成原有的角色功能，甚至无法生活自理。

4. 我不想成为处女座代言人

强迫症患者的日常生活、工作、人际交往受到严重影响，目前强迫症的治疗主要包括药物治疗、心理治疗和其他治疗。

（1）药物治疗：足量足疗程，选择适合药物，药物可以减轻强迫观念出现的次数，缓解焦虑，改善睡眠质量。特别是在急性期，药物治疗能帮助控制调整患者情绪。如果出现药物不良反应，也不用着急，有针对性地及时处理不良反应就可以了。

（2）心理治疗：心理治疗是治疗强迫症的重要方法。认知行为治疗中暴露反应预防疗法是治疗强迫障碍有效的行为治疗方法。实施阶段：①教育阶段，告知患者强迫症的症状及应对方案，解释治疗重点、治疗程序；②暴露阶段，当患者面对引起焦虑的物品和环境时，按照引发焦虑程度从最小到最大排列症状清单，帮助患者暴露在诱发焦虑及强迫行为的情境中，学习忍耐焦虑体验；③反应预防，要求患者推迟或逐渐减少，甚至能减轻、消除焦虑的强迫行为，如减少洗手时间，甚至放弃洗手行为等；④认知干预，重新评估涉及情境中诱发强迫症状的危险观念。暴露方式包括现实暴露和想象暴露。

研究证明，药物与心理治疗同时或相继进行均比单独使用任一种治疗的效果要好，同时认知治疗在维持治疗中发挥着重要作用。

（3）其他治疗方法：改良电抽搐治疗及外科手术治疗方法。

对于难治性强迫症患者如药物治疗无效、社会功能明显受影响或无法忍受药物治疗不良反应的患者可选择。其中改良电抽搐治疗有助于缓解其强迫症状，大量数据证明电疗安全性高，疗效迅速，不良反应少。而外科手术治疗对于难治性强迫症患者可以说是一种最后的选择。通过手术毁损或电刺激脑内特定神经解剖结构，以达到改善和控制强迫症状的目的。

10 一朝被蛇咬，十年怕井绳

【疾病】创伤后应激障碍

案　例

我叫王敏，今年17岁，是一名高中学生，在记忆中爸爸妈妈一直在外打工，我从小跟着外公外婆一起生活，我知道外公外婆还是关心我的，但我不怎么和他们沟通交流，觉得他们很唠叨。在我印象中父母关系很差，经常吵架，一般情况下我一周会和父母视频通话一次，每次视频都想得到他们的关心，希望他们会主动询问我的近况，无论是学习上的还是生活上的。但是感觉他们似乎都没有什么话给我说就会挂断电话。这种状态让我觉得他们根本就不关心我，我觉得很难过，渐渐地，我们之间的沟通交流越来越少。

4个月前在学校上课时我与同桌发生冲突，下课后我们俩被老师叫到办公室谈话，老师让我们互相道歉，可我觉得我没有做错事情为什么要道歉，便与老师发生了争吵，当天晚上老师因突发疾病去世，后来学校就有老师同学传言说老师是被我气死的，当得知这一消息后我感到很伤心难过，我一再回想，难道老师真的是因为我顶嘴气死的吗？难道真的与我有关吗？

事后我上课无法集中注意力，常常想到和老师顶嘴的画面，觉得老师去世都是自己的过错，我感觉压力很大，渐渐出现情绪低落，兴趣下降，对什么事情都不感兴趣，经常觉得烦躁，烦躁时有用刀划伤自己手臂的行为。经常哭泣，夜间睡眠差，整夜睡不着，经常哭累了才能入睡，常常感觉害怕、紧张，夜里被噩梦惊醒，老师同学的议论声常常出现在我的梦里。我觉得越来越难受，快坚持不下去了，和爸爸妈妈说自己内心的感受时，感觉他们不能理解自己，我也不愿意再和他们沟通，情绪变得暴躁、不稳定，经常吼叫，用手捶打墙，抓扯自己的头发，不愿与人交流，不愿意出门。

学校老师发现我的异常，把爸爸妈妈叫到学校反映了我最近的情况，这时他们可能才意识到了我的异常表现，便为我联系了一所新学校让我转学，可是到了新的学校、新的环境，我上课仍无法集中注意力，只要一上课就会想到以前老师上课的情景，感觉听到了以前老师的声音，仿佛老师站到讲台上一样，这种场景常常不由自主地在我脑海里出现。我感到异常痛苦，看不到未来，我想到了自杀，想到结束自己的生命。学校老师发现了我的异常，把我送到了医院，并联系了我的父母。医院告诉我的父母，诊断我患有"创伤后应激障碍"。

【知识拓展】我的心真的受伤了

2008 年 5 月 12 日 14 时 28 分，这是一个令全体中国人都无法忘记的时刻。这一刻，四川汶川发生 8.0 级大地震，近 7 万人遇难，1.8 万人失踪，37 万余人受伤。也是这次地震后，许多人失去了亲人、失去了家园。调查显示，在地震 6 个月后，地震经历者均发生不同程度的异常症状，主要表现为抑郁、焦虑、人际关系失衡等，而创伤后应激障碍发生率高达 25%。

一位亲历者描述自己虽然活着却感觉生不如死，地震发生后他们被安置在政府搭好的临时地震棚中。持续好长一段时间他几乎整夜睡不着觉，闭上眼睛，脑海里全是去世的亲人及地震时的画面，一场场余震也让他如坐针毡，他会担心地震会不会再一次在他入睡以后突然发生。就算有时困得睡着了也会被噩梦惊醒，梦里他看到自己的亲人在地震中被倒塌的建筑物砖石砸死，醒来后全身冷汗，心脏就好像被刀割似的疼痛。有时也会梦见亲人们还活着，一家人坐到一起吃饭、看电视，有说有笑，全家人脸上都洋溢着幸福的表情，就好像一切都未发生过一样。可是从梦中醒来，他不得不重新接受现实的悲剧，亲人已经不在了。这是他的真实感受，也是创伤后应激障碍的典型表现。某些创伤后应激障碍患者合并抑郁发作会出现一些极端行为，比如自杀。2008 年 11 月 15 日晚，四川北川擂鼓镇杨某在家中杀妻后自杀，夫妻二人相拥离世；同年 12

月 10 日绵阳海天公司职工赵某某在绵阳市中心医院跳楼自杀。这些都是地震后新闻报道中讲述的自杀事件。所以创伤后应激障碍值得引起我们的关注，如果身边有人能早一点发现他们的问题，及时就医干预，或许这些悲剧就可以避免。

知识点

1. 看似已结束，殊不知风平浪静后的痛苦才开始

"上课时与同学讲话被老师逮个正着，被罚站提问，结果一问三不知，好丢脸，我再也不敢跟同学讲话开小差了。"

"有一次下班途中被一个小伙子抢劫，虽然被路人拦截下来，但是现在我一走到那个地方就担心被抢劫，赶紧把包包捂严实点。"

"上回游泳呛水呛惨了，到现在都不敢再下水游泳了。"

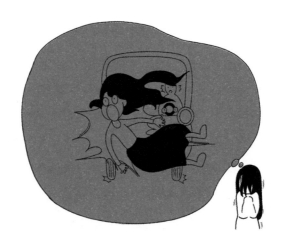

"哎呀怕什么，事情都过去了，还在想，你胆子太小了，难不成你真的得了创伤后应激障碍？"

"什么？我是有点创伤，我就是害怕嘛，难道这个就是创伤后应激障碍啊？"

其实人类在遭受突发性的灾难事件或自然灾害后，如战争、严重事故、地震、被强暴、被绑架、离婚、失业事件后，都会感到巨大的痛苦，常常引起个体极度的恐惧、害怕、无助等，当然不同年龄的个体会以不同方式做出反应。这些事件对于个体来说就是创伤，可能引发创伤后应激障碍，但并不是每个经历过这些事件的人都会发展成为创伤后应激障碍。

说了那么多，那到底什么是创伤后应激障碍呢？

创伤后应激障碍（post-traumatic stress disorder，PTSD）是指个体经历、目睹或遭遇异乎寻常的威胁性或灾难性事件后（如地震、火灾、战争、亲人离世、失业、婚姻变故等）所导致的个体延迟出现和持续存在的一类精神障碍。其主要表现为创伤性再体验、回避和麻木症状、警觉性增高。

创伤性体验反复出现。遭受创伤事件以后，创伤事件会以各种情境反复出现，如在梦中反复不由自主地闯入与创伤有关的情境或内容，让患者反复体验当时的痛苦。在接触创伤性事件相关的情景、线索时，会诱发强烈的心理痛苦和生理反应，此刻患者有再次亲临创伤性事件的现场感，当时的情景如同放电影一样生动、清晰。有些患者还会出现与创伤性事件相关的噩梦。案例中王敏虽然已经换了新学校，但只要一上课就会想到以前老师上课的情景，感觉听到了以前老师的声音，仿佛老师站到讲台上一样，这种场景常常不由自主地在脑海里出现。

回避与麻木。回避表现为有意识回避与创伤性事件有关的话题、人、物及环境，对工作、学习缺乏兴趣，性格变得孤僻，行为退缩等，也可表现为无意识对创伤事件的选择性遗忘或失忆。麻木则是感到自己与外界疏远、隔离，很少与人交流，常有罪恶感，失去对人和事物的信任感和安全感，难以与他人建立亲密的关系。案例中王敏也出现了上述症状。

警觉性增高。在创伤暴露后的第一个月普遍都会出现。表现为长时间寻找环境中的危险线索、烦躁不安、易激惹、注意力难以集中、做噩梦、易惊醒等。案例中王敏也经常觉得烦躁，烦躁时有用刀划伤自己手臂的行为，夜间常被噩梦惊醒。

儿童创伤后应激障碍与成人有所不同，多与他们发育过程中遇到的恐惧性事件有关，如目睹父母打架或受到身体虐待等。患者会反复回忆创伤性事件，玩与创伤主题有关的游戏，依恋父母或成人；警觉性增高、防御性增强、胆小害怕、易发脾气、入睡困难、爱做噩梦等；还会出现一些躯体的不适如头痛、腹痛、呕吐、出汗等；反复闯入痛苦回忆、经常从噩梦中惊醒。

2. 为什么都经历了地震，只有我还会做噩梦？

人生之不如意事有很多，在生活中可能会遇到如地震、离婚、失业、躯体疾病等问题，但并不是每个经历过这些事件的人都会发展成为创伤后应激障碍。那么哪些人容易患创伤后应激障碍呢？研究发现具备以下因素的人更易患创伤后应激障碍。

（1）遗传因素：研究发现家里人有患过创伤后应激障碍的，其后代患病的可能性高于一般人群，PTSD患者单卵双生子的患病率比异卵双生子的高。

（2）神经内分泌因素：人类对创伤性事件的记忆与氨基丁酸系统功能下降有关。患者的警觉性增高、焦虑、惊跳反应可能与去甲肾上腺素活性增高有关。

（3）家庭、社会心理因素：童年期的创伤，如童年受虐待、被遗弃、遭受强暴等均可使PTSD发病率增高。曾患过抑郁症、焦虑障碍或分离的亲子关系等会比其他人更容易患创伤后应激障碍。生活在相对歧视环境下的成年人比生活在良好的家庭环境和社会支持下的成年人更易患PTSD，个体的既往经验、生活方式、受教育的水平也与发病有关。

3. 远离噩梦不是梦

创伤后应激障碍，又是创伤性体验反复出现，又是性格孤僻，又是行为退缩还容易激惹，怎么听起来那么恐怖，是的，是一场噩梦，要怎样才能远离？其实呢，也没有那么吓人，通过正规治疗，这些症状是可以缓解的。创伤后应激障碍的治疗方法主要包括药物治疗、心理行为治疗。

（1）药物治疗。

药物治疗是治疗创伤后应激障碍的重要手段，包括抗抑郁药、抗焦虑药、心境稳定剂等。抗抑郁药是创伤后应激障碍治疗的一线药物，可以改善创伤后应激障碍症状与总体功能。抗焦虑药物选择苯二氮䓬类药物，可以降低创伤后应激障碍患者的警觉程度，抑制创伤记忆的再现。心境稳定剂可以对伴有冲动、激越及双相抑郁的创伤后应激障碍有效。具体的药物治疗需根据患者的个体情况决定，并权衡药物的疗效与副作用后由精神专科医生决定。

（2）心理行为治疗。

暴露疗法：与患者讨论对创伤事件的认识，通过对创伤事件的想象或情境接触，让患者反复暴露于与创伤事件相关的刺激下，以降低焦虑和恐惧，增加对创伤事件的适应和耐受能力，直至消退恐惧记忆，也可与虚拟现实技术（VR技术利用计算机生成三维图像，显示在提供信息的设备上，由跟踪器反馈使用者的方向和位置以更新图片，提供使用者关于视觉、听觉、触觉等感官的模拟，让使用者有身临其境的感觉）相结合。

眼动脱敏和再加工：治疗师与患者讨论创伤性记忆，让其想象自己回到创伤的恐怖场景的同时，患者眼睛追踪治疗师快速移动的手指，"擦去"脑海中的恐怖场景并做深呼吸，评估患者的主观痛苦（痛苦评分0-10分，0分表示无焦虑，10分表示极度焦虑），反复多次重复以上步骤，直到主观的痛苦评分下降到1。再给患者灌输一种新的、积极地面对创伤事件的认知，让患者产生新的积极想法。如此集中调节其认知和警觉反应。反复多次，直至移动眼球时，患者在治疗师指导下产生的正性冥想与恐怖场景联系起来，使警觉性反应逐渐减弱，以达到治疗效果。

4. 加油打气，走出阴霾

创伤后应激障碍除了可以采取药物治疗及心理行为治疗以外，还有以下方法可以帮助患者应对创伤后应激障碍，走出阴霾，回归社会。

（1）放松治疗（详见广泛性焦虑应对方式中呼吸及肌肉放松法，详见 51 页）。

（2）告诉自己不是孤立无援的、脆弱的或者失常的，自己的反应是人类对于灾难的正常反应。

（3）保证营养和足够的休息，多参加体育活动，营养均衡，饮食规律，保证足够的睡眠，提高睡眠质量，保持乐观积极的态度，转移注意力，可以有效避免焦虑的发生。

（4）家人的鼓励支持及陪伴，让患者感到温暖和力量，可以帮助患者正面应对疾病，减少压力和负担。

（5）应尽早恢复上学，回到工作岗位，积极参加人际交往等社会功能。尽早恢复社会活动能力，才能更好地治疗创伤后应激障碍。

11 前半生睡不醒，后半生睡不着

【疾病】失眠症

案 例

唐莉，女，50岁，刚刚退休，虽远离了忙碌的工作，开启了自由与悠闲的生活，但她却不太能高兴起来。因为有一件事让唐莉特别苦恼！

年轻的时候，唐莉工作积极，累得一沾床倒头就睡，精气神也好，熬个通宵不在话下。后来，工作越来越忙碌，压力越来越大，熬夜也多，40岁左右，睡眠就有点小问题了。她偶尔会睡不着，睡不着的时候，躺在床上要一个多小时手机，后面困了也就睡了。除了第二天稍稍感到有点疲倦，倒也没有其他的不舒服。

到了45岁的时候，睡眠问题好像又多了些。除了经常半个多小时才能睡着，半夜醒来的次数也逐渐增多，早上也比往常醒得早些。到了这个阶段，唐莉晚上睡不好，第二天就很疲惫，工作提不起干劲，还觉得烦得很。由于这种白日的疲惫感，唐莉特别担心第二天又睡不好，影响工作和心情。

她尝试着早睡来改善睡眠，晚上九点睡觉，但是凌晨三四点就醒过来了。凌晨醒来躺在床上，她啥事都不想干，只想睡觉。可越想越睡不着，就只能睁着眼睛，干瞪着天花板，一直到早上起床上班，持续一整天的疲惫与烦躁。

发展到最后，她明明想睡，眼睛很累，但是脑子异常清醒。翻来覆去调整各种姿势，就是睡不着！数羊是没用的，越数越清醒，都数到一万只羊了，还没睡着。烦躁，想用手捶自己的脑袋。一直到深夜，好不容易睡着了，却很容易就醒了过来。醒过来的时候又

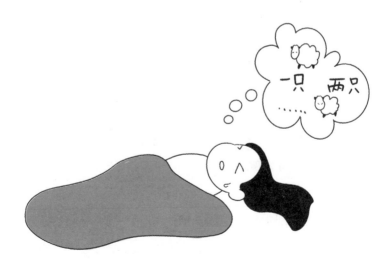

难以入睡。或者晚上总是很多梦。第二天早上醒来觉得很疲惫，蜡黄的脸上总挂着两个重重的黑眼圈和厚厚的眼袋。睡不好后心情也不好，一点不顺心的事就能诱发巨大的怒气。同时，又觉得难过，为什么别人都能睡好，就自己不行？因为睡不好，唐莉白天觉得特别困，只有中午趴在沙发上睡一两个小时才能缓解。起床后还是觉得很累，对娱乐活动都没啥兴趣，甚至都不愿意去跳坝坝舞了。

为了解决失眠问题，唐莉前后尝试了早睡、睡前喝红酒、喝中药，好像都没有太大作用。听一个朋友说，她之前也失眠，后来去心理卫生中心看医生就好了很多，所以她想来心理卫生中心试一试。

【知识拓展】世界纪录——连续 264 小时不睡觉

人长时间不睡觉会怎么样？

17 岁的高中生 Randy Gardner 可以告诉你。1964 年，加利福尼亚州圣地亚哥市的 Randy Gardner 在斯坦福大学睡眠学家的监督下参与了一项睡眠试验，看自己一直不睡觉会发生什么。在最初的时候，他有自己的同学陪他聊天，一切正常。但慢慢地，他开始有些头痛，慢慢地记忆力下降。第 6 天的时候，他变得烦躁易怒，开始无理由地骂自己的同学。试验结束前他出现了明显的认知和行为改变，不仅注意力无法集中，而且神志不清，还出现了幻觉。最终，为了他的安全，睡眠试验停止了。他也创造了连续 264 小时不睡觉的世界纪录，这一试验成为睡眠研究领域的著名事件。

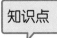

1. 想不到，世界上有这么多人没睡好

在安静的夜晚，可能人与人之间最远的距离就是，你已经睡着，而我却在失眠。和唐莉一样，被失眠折磨的你知道有多少人睡不好吗？

中国睡眠研究会公布的《2021 年运动与睡眠白皮书》显示，超过 3 亿中国人有睡眠障碍。2020 年的一项调查显示，2020 年中国人平均睡眠时长为 6.92 个小时，普遍在凌晨左右入睡，比 2013 年的平均睡眠时长减少了两个小时。年轻人，主要是"90 后"，"00 后"睡眠问题突出，69.3% 的年轻人在晚上 11 点后才会入睡。"95 后"和"00 后"睡眠时间较短，"00 后"最短，约为 6 小时 45 分钟。中年人深睡眠占比较低。因此睡得晚、睡得短、睡得浅是大家面临的普遍问题。

2. 想知道自己到底睡没睡好？其实是有办法的

相信你的主观感受能告诉你是否睡得好。不过，有几天感觉自己好像睡得可以，有几天又觉得自己睡得不好，这又怎么判断呢？

最简单的方法就是去挂一个睡眠门诊 / 精神科门诊 / 心理科门

诊等。在专业门诊就诊的时候，医生会主动询问你的睡眠情况及相关的病史，帮助你判断是否有失眠症。

还有一些量表可以帮助你认识自己的睡眠情况，比如匹兹堡睡眠质量指数、失眠严重程度指数等量表。

失眠严重程度指数量表（Insomnia Severity Index， ISI）

对下面每一个问题，圈出选定答案的相应数字：

1. 你最近两周失眠问题的严重程度

	无	轻度	中度	重度	极重度
a. 入睡困难	0	1	2	3	4
b. 维持睡眠困难	0	1	2	3	4
c. 早醒	0	1	2	3	4

2. 你对当前睡眠状况的满意度

很满意	满意	一般	不满意	很不满意
0	1	2	3	4

3. 你认为你的睡眠问题在多大程度上干扰了你的日间功能（如：日间疲劳、处理工作和日常事务的能力、注意力、记忆力、情绪等）

没有干扰	轻微	有些	较多	很多干扰
0	1	2	3	4

4. 与其他人相比，你的失眠对你的生活质量有多大程度的影响或损害

没有	一点	有些	较多	很多
0	1	2	3	4

5. 你对自己的当前睡眠问题有多大程度的担忧（或沮丧）

续　表

失眠严重程度指数量表（Insomnia Severity Index， ISI）				
没有	一点	有些	较多	很多
0	1	2	3	4
评分标准及释义：所有 7 个条目评分相加（1a+1b+1c+2+3+4+5）=总分。总分范围 0-28 分。0-7 分表示无明显失眠临床表现。8-14 分表示轻度失眠，15-21 分表示中度失眠。22-28 分表示重度失眠。				

　　另外，还可以用客观的检查来帮助你了解睡眠情况，例如整夜多导睡眠图、体动记录仪等。整夜多导睡眠图就是让你躺在一张特殊的床上，给你安上一些仪器，睡一整晚就可以了。尤其是那些自己觉得睡得特别不好，但是家人和朋友却说你睡得香、还打鼾的人可以去做这个检查，看看自己真实的睡眠情况。

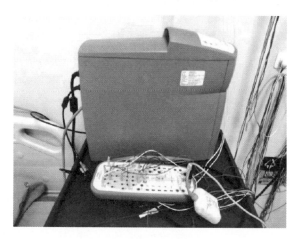

图：睡眠监测仪器

3. 我一定是得了失眠症

"我一上班就想睡觉,一下班就精神,是睡眠障碍吗?"

"我翻来覆去都睡不着,年纪轻轻失眠症就找上我了?"

"我连续两个晚上都醒得特别早,我睡眠肯定出问题了。"

……

因为单纯地睡不着或者早醒,就说自己有失眠症,是不科学的。睡得少或者早醒的人也不一定是失眠的人。比如熬夜的年轻人,他们睡得少,只是单纯地喜欢熬夜。当你第二天要做特别重要的事情,你也可能会早醒。那怎么判断自己有没有患失眠症呢?

医学上失眠症有个专业名词叫慢性失眠,它有特定的诊断标准。同时满足以下 6 个标准,才能被诊断为慢性失眠。

◆自己、家人或者朋友觉得你存在以下一种或者多种与睡眠相关的症状:

(1)翻来覆去睡不着。从躺床上开始睡觉到睡着的时间超过 30 分钟。

(2)容易醒。一晚上醒了两次以上。

(3)醒得早。自己以为一觉能睡到某个点,但是总是睡不到这个点就醒了。

(4)该睡觉了却不想睡觉。加班回家,该睡觉了还想耍会手机。

◆自己、家人或者朋友觉得你存在以下一种或者多种与睡眠相关的白天存在的症状：

（1）浑身无力、累得很、全身不舒服。

（2）记忆力下降或者容易打晃晃（注意力不集中）。

（3）因为睡眠影响了自己的社交、家庭、工作或学习。

（4）容易发火、生气。

（5）白天想睡觉。

（6）摔东西、打人。

（7）精力和体力下降。

（8）特别容易出差错。

（9）过度关注睡眠问题，觉得自己没睡好。

◆睡眠异常症状和相关的白天症状不能单纯用没有合适的睡眠时间或不恰当的睡眠环境来解释。

◆睡眠异常症状和相关的白天症状至少每周出现 3 次。

◆睡眠异常症状和相关的白天症状持续至少 3 个月。

◆睡眠和觉醒困难不能被其他类型的睡眠障碍更好地解释（这个普通人难以排除，可咨询专业的医生）。

4. 睡不着，又担心安眠药吃多了上瘾

相信经常听到人说，别吃安眠药，吃多了就会上瘾。对于因睡不着而饱受折磨的人，规范用药能够很好地避免药物成瘾的发生。在专业人员看来，药物成瘾的风险远没有解决睡眠问题的收益高。而且，即使是治疗失眠的药物，也有不产生依赖性的药物。如

果担心药物的成瘾性，可与医生沟通，医生会考虑药物成瘾的风险。很多时候，你担心、纠结了几天的事情，医生几分钟就可以告诉你答案。目前常用的帮助睡眠的药物包括苯二氮䓬类受体激动剂、褪黑素受体激动剂、食欲素受体拮抗剂和具有催眠效应的抗抑郁药物等，具体用药请咨询医生。

近些年，由于褪黑素被证实参与了调节睡眠觉醒周期，褪黑素作为网红保健品进入大众视野。但请注意，医学上证明对于失眠有效的是"褪黑素受体激动剂"。直接口服褪黑素，对于治疗失眠是否有效，还值得研究。因此，不建议普通人自己服用褪黑素去改变睡眠。褪黑素受体激动剂也请在专业医生的指导下使用。

"医生，我之前睡得特别不好，现在吃药后睡眠好像有改善，是药三分毒，睡眠好转后能不能把药停了呢？"请注意，药物减量是一个循序渐进的过程。请不要自己随便停药，有些治疗失眠的药物突然停止后会出现严重的失眠反弹，如果你不想一整夜睁着铜铃大的眼睛，请和自己的医生沟通调整药物。

5. 睡不着，躺床上数羊有用吗？

大舅："睡不着数羊嘛，数着数着就睡了！"

二姑："睡不着的话，你之前多跑、运动一下，累了就睡得着了！"

……

事实上，数羊容易越数越精神，临睡前剧烈运动反而让人兴奋，都不利于睡眠。

如果想要睡得更好，除了有安眠药外，其实还有许多可以自己调节的办法。

第一点：建立良好的睡眠习惯

（1）睡前不要做太让你兴奋的事。睡前 4 ~ 6 小时内不要喝咖啡、浓茶或吸烟；睡前 3 ~ 4 小时内避免剧烈运动；睡前 1 小时内避免容易引起兴奋的脑力劳动或观看容易引起兴奋的书、影视节目。

（2）睡前不要饮酒，喝酒后虽然入睡时间变短、睡得快，但是半夜醒来得也快。而且，睡前喝酒会导致睡眠质量下降，与你想要的高质量睡眠背道而驰。

（3）睡前不要暴饮暴食或进食不易消化的食物。

（4）保持安静、昏暗的入睡环境。

（5）每天给自己定一个较为固定的入睡时间，并尽量去完成。

第二点：利用"刺激控制法"帮助睡眠，具体如下

（1）只在有睡意时才上床。

（2）如果卧床 20 分钟内不能入睡，可起床，做一些简单活动，等有睡意时再返回卧室睡觉。

问："老师，我起来活动会不会越来越兴奋？"

答："躺床上一直睡不着，人都会焦躁，放轻松，起来平复一下心情，说不定慢慢地就困了，想睡了。实在是兴奋睡不着，你还是做了一些事情，没有虚度光阴。另外，实在是一晚没睡好，也不要焦虑，365天，偶尔几次睡不着，不影响整体生活。有几个年轻人没熬过通宵？之后还是生龙活虎的。如果你太担心睡眠，更容易睡不好。"

（3）床就是睡觉用的。不要在床上做与睡眠无关的活动，如吃零食、看电视、听收音机及思考复杂问题等。尤其不要躺着耍手机，困了容易砸到脸上。

（4）不管何时入睡，早上都要按点起床。

（5）晚上睡不着的人，不要在中午补觉。因为人一天需要的睡眠总量大概是固定的，普通人都比较在意夜间睡眠，如果中午补觉较多，夜间睡眠会减少。此外白天也尽量避免一直躺床上。

第三点：可用"放松疗法"帮助睡眠

可以在柔和的音乐下，做呼吸放松训练和全身的肌肉放松训练，具体方法可参考前面焦虑障碍的章节。

12 民以食为天，
好好吃饭不得病

【疾病】进食障碍

案　例

　　黄珂，15岁，是一名高一学生，平时成绩好，爱好跳舞，多才多艺，是老师、同学、父母眼中的优秀孩子。小小少年，也有烦恼。身高158cm，体重48 kg的黄珂认为自己有点胖，尤其是腿，看上去很粗。她想如果自己能更瘦一点，应该会更好看吧。

　　于是，黄珂决心减肥。减肥计划从少吃肉和主食、多吃沙拉开始。一个月过去了，黄珂确实变瘦了一些，只有45 kg了。看到减肥初具成效，黄珂减肥的信念变得更加坚定。她决定，主食、油脂和肉都不吃了，沙拉也要少吃一点，于是体重成功地减到了自己理想的42 kg。班上同学发现了黄珂的变化，都夸赞她身材纤细，让她更加觉得瘦才是身材的王道。

　　慢慢地，黄珂越来越过度地关注自己的体重。只要早上起床发现体重比昨天重了一点点，那么今天的饭就可以不吃了，只会吃点零食，让自己不至于饿晕。如果感到非常饥饿，黄珂甚至会非常高兴，"好饿，太好了，这样又能瘦了"。

　　瘦下来的黄珂情绪也变得不稳定。原因一方面来自父母。黄珂的父母发现女儿变瘦了，认为是高中学习压力大，每次回家就让她多吃点菜。对黄珂来说，吃菜已经变成了痛苦的折磨，但是在父母期盼的眼中，黄珂只能强忍着恶心，咽下食物。等饭吃完后，她马上会回到自己的房间，用手抠喉咙，把刚刚吃下去的食物给吐出

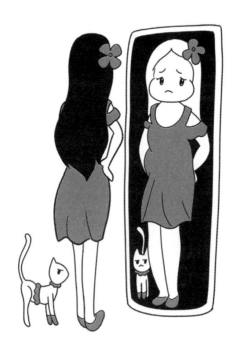

来。高中后黄珂进入叛逆期，也不太愿意和父母交流，父母只能干着急。另外一方面，随着学习压力的增加，黄珂在压力特别大的时候就特别想暴饮暴食，吃很多很多炸鸡，直到胃撑不下，想吐为止。吃下炸鸡后，黄珂又会特别的悔恨，"已经为了减肥不吃很多东西了，为什么还要去吃炸鸡"。这个时候，黄珂也会用手把刚刚吃过的炸鸡给抠吐出来。

在这种不吃、暴吃、催吐的恶性循环中，黄珂的身体和情绪逐渐变得糟糕。高二下学期，体重甚至变得比她预期的更轻了，162 cm的身高，体重却只有35 kg，不过黄珂却一点都高兴不起来。她的脸色看上去很差，月经不调，学习成绩也从全班前十逐渐掉到了班级三十多名，经常在被窝里哭泣，不懂为什么自己明明瘦了，现在却变成了这样子。

【知识拓展】做自己，拒绝"完美身材"绑架

2014年，维多利亚的秘密内衣品牌为了宣传旗下"Body"女士内衣系列，发布一幅宣传图，10个身材纤细的模特穿着内衣一字排开，并配语"The Perfect Body（完美身材）"。此推广发布后，引起了民众的强烈质疑，难道只有模特的身材才是完美的吗？接着，大码内衣品牌Curvy Kate马上找了10个普通人，拍了一组同样的写真，以表达对维密的反对。另一个大码内衣品牌Lane Bryant也发起了"I'm No Angel"的话题活动，社交平台的女士也

纷纷响应该活动，晒出自己正常身材的图片，以表达自己不要做天使（维密天使超模系列）的态度，要求维密道歉并停止该广告宣传。后维密虽然没有公开道歉，但是把广告语改为了"A Body For Every Body"。此事件，鼓励女性能正面坦然地接受自己与生俱来的身材，不焦虑不自卑，更不要为了追求"完美身材"而伤害自己。

知识点

1. 与食物相爱相杀

从减少主食，到拒绝主食、油脂，再到吃下食物后的催吐，以及压力之下放纵式的暴饮暴食，黄珂和食物折腾了一路，也痛苦了一路。黄珂想不明白，为什么减肥可以发展到如此糟糕的地步？事实上，黄珂得了一种和食物有关的精神疾病，即神经性厌食症。

神经性厌食症的人通常对自己的体重非常不满，认为瘦才是美的表现，只有自己瘦了才会得到别人的认可。为了完成低体重的目标，通常会过度节食、吃了食物后会催吐、过度运动或过度使用减肥泻药。患者非常关注自己的体重变化，一旦体重有轻微的增加，患者会变得非常紧张和恐惧。通常在别人眼中，患者已经骨瘦如柴了，但是在他们眼里，自己仍然存在某个部位的肥胖缺陷。伴随着生活压力的增加，患者可能出现暴饮暴食，同时由于暴食的愧疚，患者会出现催吐的现象。这些症状通常持续超过三个月。

还有另外一种和食物息息相关的精神疾病，叫作神经性贪食症。神经性贪食症的患者通常在发病前会有数次或者数周的节食经历。此外，患者会出现反复、频繁的暴饮暴食，每周至少一次，持续三个月。在暴食的时候，患者常常在短时间内吃大量的食物，食物量明显多于平时。同时，患者进食完全失控，一旦开始吃东西就完全停不下来。在暴饮暴食后，为了防止长胖，患者通常会出现一些补偿行为，比如用手抠吐，使用减肥药、泻药或者剧烈运动。这种暴饮暴食以及暴饮暴食后的补偿行为经常恶性循环。另外，暴食行为和补偿行为通常是秘密进行的。除此之外，患者常常产生罪恶感、自我厌恶感或抑郁情绪。

2. 达到了我理想的完美体形，反而更加的绝望

到了高二下学期，黄珂的体重已经降到 35 kg，这个体重远远地超出她自己当时定下的体重目标。按理说想要减肥的她应该欣喜无比，可是她却一点都开心不起来，为什么会这样呢？

因为，在这个渐渐骨瘦如柴的过程中，神经性厌食症的患者经历了许多精神上和身体上的变化。精神上，患者会经历对食物的厌弃、对食物的渴望、对自我的厌弃、对周围人的愧疚、对身材的过度忧虑等过程。躯体上，患者身体在长期营养不良的情况下会出现月经失调、青少年发育迟滞、低钾血症、骨质疏松等一系列症状

或疾病。所以，即使最后达到了患者最初预期的体重，患者也难以像之前一样正常地学习、工作或者生活。

而神经性贪食症的患者也会经历精神上和身体上的折磨。身体上，滥用导泻剂会出现低钾性碱中毒、电解质紊乱等，反复抠吐会导致胃酸反流、食管与咽部损伤。同时，手因为抠吐会出现皮肤磨损，形成瘢痕。另一方面，因为异常的进食习惯和难以控制的进食冲动，患者常常极其难受。

久而久之，两类患者都会对自己的进食、身材、行为习惯等越来越关注，唾弃自己，很容易出现情绪障碍，包括焦虑症或者抑郁症。

3. 为什么美食于别人是蜜糖，于我是砒霜？

对于四川人来说，没有一件事是一顿火锅解决不了的，如果有的话，那就两顿。但是火锅、串串、烧烤、钵钵鸡，这些让人心情良好的美食，为何却让进食障碍患者痛苦难受呢？

"哎呀，这部分人就是不听老人言，非要减肥，不好好吃饭，自己作，导致的进食障碍。"

实际上，不是这样！

进食障碍的原因非常复杂，通常受到生物、心理和环境的影响。

生物学中的因素通常包括遗传、内分泌代谢等。遗传因素表现为进食障碍的患者可能具有某一类基因，在经历相同生活事件的情况下，携带这一类基因的人群更容易发生进食障碍。

心理因素通常包括人的特质、人格以及对食物的异常认知。进食障碍患者对体重的过度关注可能与低自尊、完美主义人格、性格冲动，以及由食物引起的肥胖恐惧有关。另外，许多人有错误的认知，认为控制不了体重的人生，是失败的人生，这类人群也很容易发生进食障碍。

环境因素通常包含社会环境和家庭环境。社会环境以瘦为美的审美，导致许多人过分强调苗条和纤细，对于有进食障碍易感基因的部分人群就很容易从节食发展为进食障碍。家庭暴饮暴食、父母去世、家庭冲突也可能成为进食障碍的诱因。

4. 该怎么转变这种病态的饮食模式？

无论是神经性厌食症患者，还是神经性贪食症患者，都存在着病态的饮食模式。要转变这种病态的饮食模式，就要取得患者对治疗计划的配合。不配合治疗的患者需要医生、护士和照顾者反复强调治疗对他们的益处，强调治疗可以改善睡眠及情绪，减少对食物和体重的强迫思维，有助恢复健康和精力，改善人际关系等。

在患者配合的情况下，精神科医师、护士、心理咨询师、营养师会合作，在全面对患者进行评估后，实施营养、药物、心理干预，帮助患者转变病态的饮食模式。

营养干预的目标有两个，第一体现在数量上，即体重要达

到正常体重的低限。体重低限根据体质指数（Body Mass Index）
来算，体质指数是一个衡量健康与胖瘦的指标，计算公式为：
BMI= 体重（kg）/ 身高（m）^{2}。理想的 BMI 值在 18.5~23.9 之间，
BMI 正常最低值为 18.5，所以 162cm 的黄珂，体重低限应该为
$18.5 \times 1.62^2 = 48.55$ kg。

达到体重低限有三个阶段：稳定化阶段、恢复阶段、巩固
维持阶段。稳定化阶段需要防止体重进一步下降。患者每天可吃
5.86~6.28 千焦的热量，可以分五到六餐完成，包括三次正餐，两
到三次加餐，加餐时间通常与正餐时间间隔两小时左右。这个阶
段，可以吃普通食物，也可以吃营养科学配方的营养粉。恢复阶段
需要平稳地恢复体重，住院时，体重的恢复速度为每周 1~2 kg，门
诊上，为每周 0.5~1 kg。这个阶段，患者每天需要吃 9.20~10.46 千
焦的热量，一直到体重恢复到正常体重低限。巩固阶段，需维持健
康的体重，需要每天吃 7.53~10.46 千焦的热量。

营养干预的第二个目标体现在饮食模式上，即要建立正常的
饮食模式。可以先设置一天进食的时间点，患者固定在这几个时间
点进食。一天可以进食三餐正餐，分别为早中晚餐，也可有两三次
的加餐。吃饭的时间点比较重要，如果在该吃东西的时间点吃饭
了，身体就不会太过饥饿，暴饮暴食的概率就会小一些。

另外，患者需计划每天的食物种类和量。一开始选择的食物
种类可以是患者自己比较喜欢的食物种类，什么食物都可以，建立
起规律的饮食习惯后，可再根据《中国居民膳食指南》推荐的食物

方案去调整食物的种类。

建立了饮食计划后，尽量按照计划去执行，不要吃饮食计划以外的食物，也尽量不要去催吐。可以自己用手机便签或者备忘录记录自己的饮食情况（见下图），记录的内容包括：

（1）吃东西的时间、内容、具体地点。

（2）你觉得是否暴食，是否有催吐或用泻药。

（3）你进食时的状态和感觉。

通过饮食记录，能发现自己的饮食问题，比如什么情况下会出现催吐，自己对某类食物的看法是什么，什么东西促进了自己的进食障碍等。虽然，最重要的事情就是保持规律饮食，不过，在规律的饮食习惯建立过程中，不要对自己太严格，以免规律饮食变成

> ＜ 文件夹　　　　　　　　　　　⋯
>
> ## 2021.6.6饮食记录
>
> 早餐：<u>8:30</u> 家里餐桌 250ml纯牛奶一盒 鸡蛋1个 吃得很饱 差点吃不完
>
> 加餐：<u>10:32</u> 一个梨 家里沙发上
>
> 午餐：<u>12:55</u> 南瓜6块 红薯1个 蛋黄酥1个 无糖可乐1罐 家里餐桌 边看综艺边吃 感觉不应该喝可乐 有点点不健康
>
> 加餐：<u>16:15</u> 薯片1包 沙发上 想再吃一包薯片的 忍住了
>
> 晚餐：<u>19:00</u> 和朋友在外面聚餐 吃的烤肉 烤肉5片 南瓜羹1碗 我其实不想吃这么油腻的东西 总觉得会长胖 但是同学喜欢 我只有陪着 幸好还有南瓜羹 不然光吃烤肉我可能会抠吐
>
> 运动：没有 不想动 没有太多力气 只想少吃一点

自己另外一份大的压力，反而对保持规律饮食不利。

除了营养干预外，精神科医师会为患者开具药物以改善睡眠、情绪、贫血、闭经、肝功能失调、电解质紊乱等。

另外，心理治疗师可根据患者对自身体重以及饮食等不合理的认知，开展认知行为治疗或行为治疗，改变患者不正确的认知和不合理的饮食行为，从而促进患者建立正常的饮食模式。

5. 胖瘦由我心，建立多元审美

当今社会，媒体所宣扬的主流审美是瘦。瘦、匀称或者充满肌肉曲线的身材，会赢得许多的掌声与关注，甚至上升到人生赢家的高度。不过，许多传播图片中的完美身材经过了化妆与图片修饰，这些精心修饰后的完美身材并不一定就是真实的情况。

我们的身材，除了日常的饮食，主要受到遗传因素的影响。这就是所谓的有的人喝水都会长肉。如果一味地苛求瘦为美，很可能就会走上进食障碍的苦路。BMI 低于 18.5 表示体重过轻，BMI 大于等于 24 表示体重过重甚至肥胖。按照 BMI 的标准，许多嚷嚷着减肥的同志，是不是发现你们的体重其实是标准体重？

唐代以胖为美，现代以瘦为美。实际上，美应该是多元的，丰富的。不要一味地追求瘦，建立一个自己可接受的、健康的身材标准，发现自己的美，可能更值得我们去追求。

知识拓展：

一分钟自测自己的饮食习惯是否正常。

以下五个问题，如果回答为"是"的问题等于或多于两个，那么你可能受到进食障碍的困扰了。

1. 我是否因为吃得过多，导致自己恶心呕吐？

2. 我是否担心自己食量失控、暴饮暴食？

3. 我是否在三个月内，体重减少超过 6.35 kg？

4. 我是否觉得自己胖，即使别人说我很瘦？

5. 我是否觉得食物在我的生活中占了主导地位？

请远离身材攻击（Body shame）。

工作不自由、睡眠不自由已经够难受了。

在健康的前提下，愿你火锅、串串、烧烤、钵钵鸡四味"解郁丸"自由。

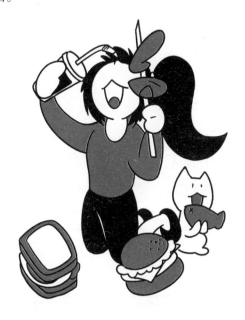

13 解忧杜康，亦能殒命

【疾病】酒精使用障碍

案 例

李明，男，35岁，是一名普通职员。他没有想到，他和心理卫生中心的联系竟然是酒精。

高中的时候，李明有时与朋友聚会，会在河边上的烧烤摊或者夜宵店边吃夜宵边喝啤酒。一边聊天，一边划拳，感觉和朋友一起喝啤酒特别开心。这个时候，喝酒的量大概为每次一两瓶，一月一次。喝完啤酒就各自回家，很少喝醉，第二天也不会有不舒服，能够正常学习、上课。上了大学后，仍然与同学外出喝酒，喝啤酒的量增加为每次两三瓶，大概一月一到四次，这个时候，他同样地感到很愉快，也不会喝醉。

七年前，因为工作压力大，喝酒的频率和量也变大了，经常约朋友喝酒，每周大概两次，不仅要喝三四瓶 500ml 的啤酒，还要喝 250 克到 300 克的白酒。当时，他一心觉得喝酒能解忧，喝了酒身体没有不舒服，反而心情特别舒畅，不高兴的事情也可以先放一边。随着工作压力变大，每周找朋友已经满足不了解压的需求，李明开始了睡觉前喝酒，主要为 52° 的白酒 250 克。喝了酒第二天，感觉头昏沉沉的，有些不舒服。喝了茶后觉得头昏可以缓解，也能坚持完成工作。但是，慢慢地，李明发现自己变得难受、痛苦、高兴不起来。为了帮助睡眠，他每晚都喝酒，这引起了家人的不满，甚至因为喝酒与家人争吵了很多次。

五年前，李明因为直肠息肉做了个手术，治疗后医生建议其戒酒，戒酒期间，李明觉得精力似乎比喝酒时更好了，工作效率更高了。但是手术及恢复期过了之后，家庭和工作的压力让李明忍不住又开始喝酒。

三年前，李明在一次喝酒后感觉路上有人对自己指指点点，但是仔细一看，他又不认识那个人，但他觉得，那个人就是在说自己。另外，他感觉好像被家人装监控监视了。

一年前，因为新冠疫情，李明失业了。天天待在家里，无所事事，早上一起床就想到喝酒。在家每天就是喝酒、睡觉、看电视，睡醒了又接着喝，喝了又继续睡，每天喝白酒 500 克。李明觉得头都是昏昏沉沉的，因为喝酒，和家人反复吵架，脾气也变差了，喝完了之后，又觉得自己没用，对家人感到愧疚。但是不喝，自己又会感到心慌、烦躁。因此，他为了不让家人发现，偷偷地在家里的沙发下、厨房柜子里藏酒，偷偷地喝酒。这段时间，他明显觉得记忆力下降、反应变慢、食欲下降、睡不好、手抖，去医院检查发现肝功能也出现了问题。

两天前，李明因为喝酒与妻子吵架，他瞬间就想拿刀自杀，冷静后觉得似乎不该这样。在咨询朋友后，来到心理卫生中心就诊。

【知识拓展】喝酒误事，古来有之

曹植是曹操与卞夫人的第三个儿子，富有才气。大家对他的《七步诗》"本自同根生，相煎何太急"耳熟能详。他的《洛神赋》描写了洛川女神的仙姿美态，也流传千古。但是他"任性而行，不自雕励，饮酒不节"。公元217年，他驾着车走上了只有

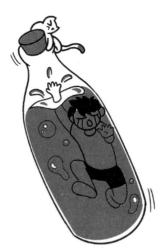

帝王举行典礼才能行走的禁道，连累看门的官员也被曹操处死。喝酒出错后曹植仍不悔改，公元 219 年，曹仁被关羽困住了。曹操准备派曹植去救人，如果他表现好就重用他。结果，曹植因为喝酒"醉不能受命"，曹操的心彻底凉透了。这些醉酒事件，让原本纠结立曹植还是曹丕为接班人的曹操彻底放弃了曹植，选择了曹丕。曹植因此成了为酒而断送自己前程的典型人物。

知识点

1. 醉在酒中，毁在杯中

"今朝有酒今朝醉，快来，干了这杯酒，我们是朋友！"

"哎，不能喝了，不能喝了，再喝要醉了。"

"没事，喝醉了吐出来就好了，或者，兄弟送你回去，睡一晚上就好了。"

……

停！那些劝人喝酒，还说喝醉了没事的人一定注意了，你这是在危险边缘反复横跳呀！君不见，各种人醉酒后被 120 拉去急诊科抢救的新闻。你口中的喝醉了，是医学上的急性酒精中毒。

急性酒精中毒有不同的阶段。在大量饮酒的最开始阶段，当血液中酒精的浓度大于 50 毫克 / 分升（mg /dl）时人会进入兴奋状态，会觉得很快乐，脸可能会发红，可能会有些头晕，言语激动、话多但是话语的逻辑性变差。第二个阶段叫作共济失调期，血液中酒精浓度大于 150 mg /dl 时，人的动作开始不协调，走路会难以维持平衡甚至摔倒在地上，出现口齿不清。第三个阶段叫作昏睡期，此阶段血液中酒精浓度大于 250 mg /dl，表现为沉睡不醒、呼吸慢、皮肤发冷、脸发白，甚至会导致呼吸麻痹而死亡。

对普通人来说，一次饮酒（纯酒精）50 g 即可出现中毒症状，饮入 250 g ~500 g 即可导致死亡。

2. 不喝酒，我怎么还心慌、恶心？

"老师，有时候我也没那么想喝酒，但是我一不喝酒，心就慌得很，胃口也不好，全身还出汗，难受得很，怎么办，只有喝两口酒，才舒服！"

"我本来只打算喝 2 两酒，喝着喝着，不知道怎么就到 1 斤了，怎么回事呢？"

其实，这些情况都是酒精依赖的典型表现。酒精依赖是一种慢性的、复发性的脑部疾病，表现为强烈的饮酒渴求，即使知道饮酒有害仍无法控制饮酒，在停止饮酒后会产生戒断反应（一些躯体和心理不适）。

为什么人会对酒精上瘾呢？且听我们细细道来。

酒精可以激活大脑的奖赏系统，促进大脑释放多巴胺、阿片肽类等，使人产生愉快的感受。在多次反复饮酒的过程中，和饮酒有关的事物，比如酒的广告、酒的气味、酒杯等逐渐成为产生愉快感觉的条件刺激。即本来是喝酒让你快乐，但慢慢地看到酒杯、酒的图片或闻到酒的味道都能让你期望并联想到喝酒的快乐，你就会更喜欢饮酒。但是反复这样去刺激大脑奖赏系统后，每次喝酒时，多巴胺、阿片肽类这些物质会减少释放，同时奖赏系统的敏感性也会降低，为了达到最初那种愉快的感觉，就需要喝更多的酒。而且，酒精会抑制中枢神经系统，长期大量喝酒的人，停止饮酒或延长喝酒间隔后，酒精对中枢神经系统的抑制作用会减弱，交感神经会反跳性激活，出现焦虑、烦躁、失眠，甚至癫痫、震颤谵妄等戒断反应，从反面促进人寻求酒精。

戒断反应一般包括以下四类。第一类酒精戒断综合征是最常见的一类，表现为心慌、手抖、出汗、食欲缺乏、恶心呕吐、腹泻等，停止喝酒 6~12 小时就会出现，停止饮酒 12~24 小时可达症状高峰。第二类为幻觉，包括凭空听到声音、凭空看到物体等，通常在停止饮酒后的 12~24 小时出现。第三类为癫痫，癫痫就是羊癫风，癫痫发作的时候人通常表现为口吐白沫、四肢抽搐、呼之无反应等，严重的时候还会因为癫痫把舌头咬断、摔伤导致骨折等，甚至出现死亡，通常在停止饮酒后的 12~48 小时出现。最后一类为震颤谵妄，谵妄就是人的意识会出现问题，表现为行为混乱、半夜不睡觉、胡乱在床上摸索、不知道自己在哪里、不知道时间是几点等，通常在停止饮酒的 48~72 小时出现。

3. 喝酒不仅伤肝，还伤脑

酒精，化学名叫作乙醇，在胃和小肠被吸收进入血液，约

90%的酒精在肝脏中进行代谢，少部分经过肺和肾脏排出。在肝脏代谢过程中，乙醇被乙醇脱氢酶分解成乙醛，乙醛脱氢酶再把乙醛变成乙酸，乙酸再经过一系列加工变成二氧化碳和水，排出体外。

乙醛可以与肝细胞内的蛋白质分子结合，引起肝脏代谢障碍，引起酒精性脂肪肝、酒精性肝炎、肝纤维化和肝硬化等。常年大量喝酒的人，得肝病的概率更高。有幸，经过多年的科普，大众普遍都知道喝酒伤肝。

不过，可能许多人并不清楚，喝酒还伤脑子。长期喝酒导致体内维生素 B_1 缺乏，最后会发展为韦尼克脑病。到了这个阶段，眼睛也会出现问题，两眼看一个物体时感觉是两个物体、眼球往返摆动等。还可能出现不知道自己在什么地方、也不认识熟悉的人、不知道时间的状态。另外还会出现行为随便、注意力不集中、记忆力受损，甚至不能站立行走、大小便失禁等。

4. 举杯消愁愁更愁，治疗约束不喝酒

喝酒不仅伤身，更伤害家人。治疗酒精依赖，最重要的原则就是停止喝酒。虽然长期大量饮酒突然戒酒会有戒断反应，但是医生可以用苯二氮䓬类药物进行治疗，缓解躯体不适，帮你度过戒酒后的戒断期。除了苯二氮䓬类药物，医生也会开具维生素等药物，改善长期喝酒对身体代谢的影响。

一对一的心理咨询、心理团体活动、家庭治疗等心理治疗方

式，也可以帮助患者建立戒酒的信心，学会应对冲突的方式，重建人际交往关系，恢复社会功能。

电针厌恶疗法对于戒酒也有一定的疗效。通过给予适量电刺激，使人在有饮酒渴望、看到酒或闻到酒的同时产生令人厌恶的心理及生理反应，反复实施，让饮酒渴望和厌恶体验之间建立条件反射，从而帮助人们戒酒。简单来说，经过厌恶治疗后，你一看到酒，就想起了电针刺激不舒服的感觉，就不会那么想喝酒了。

另外，酒精依赖患者可以加入嗜酒者互诫协会（Alcoholics Anonymous，AA）帮助自己戒酒。AA 被美国医学会认为是治疗酒精成瘾最有效的机构，并在 1951 年被美国公共卫生协会授予"蓝斯克奖"。AA 成员都是有酒精成瘾问题的人，通过交流，互相支持、鼓励，解决自己和其他成员的酒瘾问题。协会戒酒方案的核心是"12 个步骤"，包括"认为对酒瘾已经无能为力，酒瘾使生活变得一塌糊涂并向社会底层沉沦，承认无能为力是走向清醒的第一步"等内容。戒酒者可以网络搜索"嗜酒者互诫协会"，进入官网，寻找当地的协会组织加入。

5. 小酌怡情健体？骗你的

现在许多人认为红酒可以美容养颜，在睡前或者吃饭的时候会喝一杯。的确，红酒含有白藜芦醇、花青素等化学成分，具有一定的抗氧化和美容功效。但一瓶酒中这些成分的含量极其有限，而且这些成分葡萄、蓝莓中也有，为什么不吃水果呢？

"老师，听说喝酒软化血管？"

目前医学大样本数据和权威杂志的结论证明，适量喝酒对改善心血管健康没有益处。一项研究对50万中国人进行了10年的随访，最后得出的结论是适度喝酒与中风的保护作用在很大程度上是非因果性的，随着饮酒量增加，血压水平和卒中发病的风险均会增加。

对于用睡前小酌来改善睡眠的同志，一定要注意。喝酒后虽然睡得快，但是半夜醒来得也快。而且喝酒会导致睡眠周期中的快速动眼期减少，快速动眼期是记忆加工、恢复精力等非常重要的时期，因此喝酒会导致睡眠质量下降。最重要的是，很多人都养成了睡前喝酒的习惯，最后发展成酒精依赖，让自己和家人都万分痛苦。

酒精使用障碍筛查量表（AUDIT-C）				
1.你的饮酒频率如何？				
a. 从不饮酒	b. 每月1次或不到1次	c. 每月2~4次	d. 每周2~3次	e. 每周4次或以上
2.一般情况下，你一天的饮酒量是多少标准杯？（注：1标准杯=10克纯酒精）				
a.1杯或2杯	b.3杯或4杯	c.5杯或6杯	d.7杯到9杯	e.10杯及以上
3.你每次饮酒6杯以上的频率是多少？				
a. 从来没有	b. 少于每月1次	c. 每月1次	d. 每周1次	e. 每天或几乎每天

续　表

酒精使用障碍筛查量表（AUDIT-C）
注：1 标准杯 =10 克纯酒精。纯酒精量（克）= 饮酒量（克）× 酒精度数 % × 酒精比重（0.8）。 例如：52 度白酒半斤（即 250 克）的纯酒精量 =250×52%×0.8=104 克，即为 10.4 标准杯的酒。 计分方式： 每个选项的分值为：a=0 分，b=1 分，c=2 分，d=3 分，e=4 分。 总分为 3 个题目得分相加之和，范围为 0–12 分。 男性：总分 ≥ 4 分为阳性，表示具有过量饮酒的行为。 女性：总分 ≥ 3 分为阳性，表示具有过量饮酒的行为。

因此，喝酒真没有益处。既往靠谱的研究结果也告诉我们：没有适度饮酒量，没有安全饮酒量，最安全的饮酒量为 0。

6. 怎么看家人或自己有没有酒精成瘾？

"我们家那口子，每次出去喝酒都喝醉，他是不是酒精成瘾？"

别急，一个简单的《酒精使用障碍筛查问卷（AUDIT-C）》可以帮助我们判断自己或家人有没有酒精成瘾。

7. 家人喝酒成瘾，我该怎么办？

很多人不喝酒，但架不住家里有个喝酒的家人，怎么办呢？经过上面这个量表的测试，你可以初步判断你的家人是否有酒精依赖。

如果有，你可以从三方面帮助患者。首先，你可以鼓励患者参与酒精依赖治疗，陪患者一起来心理卫生中心找专业的医生戒酒。第二方面，可提供给患者良好的家庭支持，包括尊重与理解患者、站在患者的角度思考问题、学会适当的沟通方式、减少酒精在家里出现的频率、转移患者对酒精的注意力等。事实上不仅在最初戒酒阶段，在出院后防止复饮阶段家庭支持也至关重要。第三方面，可满足酒精依赖患者合理的需求，比如在住院期间可提供富含维生素、高热量的食物等。除此之外，在戒酒的过程中，作为家人，可主动参与到患者的治疗中来。家人可以主动了解酒精依赖的基本疾病知识，包括患者饮酒模式、成瘾原因、戒断症状表现、电针厌恶疗法的基本原理等。此外，家人可以和患者一起进行家庭治疗，在心理咨询师的帮助下，把关注重点从戒酒的患者转换到整个家庭中来，探讨哪些家庭问题导致了成瘾行为的持续存在，探索家庭可改变的方向以及新的行为等。

14 香烟——燃尽自我，贻害众生

【疾病】烟草使用障碍

案 例

我叫杨超，男，45岁，在青春期的时候，看古惑仔发现陈浩南抽烟真的很帅，自己也想像陈浩南那样帅、那样不羁，就和几个朋友，买了一包烟，一人拿了一支，吸了一口，呛得眼泪直流。慢慢地，上了高中，觉得抽烟就代表着自己更成熟了，与那些毛头小子不一样了，偶尔和同样抽烟的同学点几支。上了大学，一个宿舍的舍友玩游戏，欢歌笑语中抽烟也变成了家常便饭。工作了，生活的压力扑面而来，工作不顺心、家庭的压力大，似乎只有在小区楼下吸上半包烟才能平复心情回家。慢慢地，抽烟越来越多了，发展到早上一起床不洗漱就想要抽烟。以前，抽烟抽几支就够了，现在一天至少要抽一两包烟，闲下来的时候，一支烟抽完了，马上就要接着抽下一支。虽然自己也知道抽烟对身体不好，但就是很难控制住自己。因为抽烟，自己和妻子经常吵架，脾气也变得暴躁。自己也想过戒烟，可是一旦不抽烟，就觉得心里慌得很，有些坐立难安，感到很焦虑，情绪低落。因此，几次戒烟都以失败告终。这次体检，查出来肺上有个结节。自己终于下定决心，去戒烟门诊看医生，要坚决戒烟。

【知识拓展】从影视作品看控烟的成效

影视作品中的烟草镜头容易对未成年人产生不良影响。自2007 年起，中国控制吸烟协会每年均会对排名前 30 部的国产热播电影、电视剧吸烟镜头进行检测。2020 年热播的 30 部国产电影中，60% 的影片有烟草镜头，平均每部烟草镜头时长为 113.2

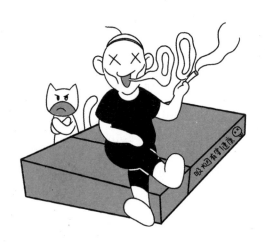

秒，60.2% 的烟草镜头场所是公共场所，学校场景烟草镜头为 0。
2020 年热播的 30 部国产电视剧中，60% 的电视剧有烟草镜头，
平均每部烟草镜头时长为 579.3 秒，41.6% 的烟草镜头场所是公
共场所，未发现学校场景中有烟草镜头。从 2007 年到 2020 年，
有烟草镜头的影片数、镜头个数和时长均有所减少，但有烟草镜
头的电影、电视剧仍高达 60%。可见仍需严格控制电影、电视剧
中吸烟镜头，继续净化荧屏，保护青少年远离烟草。

知识点

1. 吞云吐雾，与死神共奏一曲死亡之歌

吸烟，就是花钱伤害自己，烟草烟雾中含有 4000 多种有害

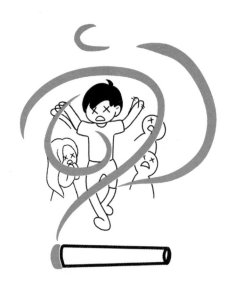

物质，包括 60 多种致癌物质。长期吸烟，可能会诱发缺血性心脏病、脑血管疾病、呼吸道感染、慢性阻塞性肺疾病、结核、肺癌等。

根据 WHO 的统计结果显示全世界每年因为烟草导致的死亡人数约为 600 万人。除了主动吸烟的人，还有大部分在被动吸烟。二手烟是被动吸烟的俗称，即非自愿吸取其他吸烟者喷吐的烟雾的行为，标准是：不吸烟的人每周平均有 1 天以上吸入烟草烟雾 15 分钟以上。不只是女性和儿童，全世界约有 40% 的青少年、33% 的成年男性和 35% 的成年女性不吸烟者均会遭受二手烟暴露的危害。二手烟会增加罹患直肠癌、肺癌的风险，全世界因二手烟暴露所造成的非吸烟者年死亡人数约为 60 万。

2. 我曾以为是尼古丁让我戒不掉烟

烟草中含有的尼古丁是上瘾的重要成分，吸入尼古丁会让中脑边缘多巴胺系统释放多巴胺，多巴胺能够引起人们的愉悦感、缓解焦虑。抽完烟后，身体内的尼古丁含量下降了，多巴胺就不怎么分泌了，人们的愉悦感随之也会消失。为了再次获得这种愉悦感，有些人忍不住就会再点一支烟。

不过，除了尼古丁以外，还有一些不曾让你注意的因素会诱发你吸烟。许多影视作品中会植入吸烟的镜头，通常这些镜头都传递出解压、要酷等信息，诱导人吸烟。另外，烟草属于合法物质，可获得性很强，随便在街上的一个小店都能买到，你的身边随时都能接触到烟草的诱惑。虽然每个烟盒上都印刷有"吸烟有害健康"的文字，但你对吸烟造成的危害还是缺乏了解，认为烟草带来的危害没有那么迅速与直接。再加上，现在社会工作生活压力大，尼古丁可以短暂地使你感到没那么焦虑，你就更难放弃吸食烟草了。

3. 戒了烟，不习惯，怎么办？

当形成烟草依赖，停止吸烟，体内尼古丁浓度下降至低于某一浓度时，容易出现戒断反应，表现为非常想吸烟、心里痒痒的、坐立难安、头痛、注意力不集中、睡不着觉等。通常，停止吸烟后48~72小时，这种感受最明显。停止吸烟3~4周后，这些症状就逐渐消失了。大多数戒断症状持续时间约1个月，之后吸烟的渴求就没有那么强烈了，不过部分人的吸烟渴求可能会持续12个月。

出现了这种情况，你可以寻求专业医生的帮助。可以通过药物治疗、心理治疗的方式帮助你适应烟草的戒断反应。戒烟药物可以缓解戒断症状，提高戒烟成功率，包括尼古丁贴片、盐酸安非他酮缓释片、伐尼克兰等。另外，有研究表明，针灸一定程度上能帮助戒烟，具体的针灸类型有体针疗法、耳针疗法和穴位埋线。

4. 测试：我有没有烟草依赖？

烟草依赖有特定的诊断标准。注意，如果你在过去一年内表现出下列六项中的至少三项，就有烟草依赖了。

（1）特别特别想要吸烟。

（2）自己控制不了吸烟行为。

（3）当停止吸烟或减少吸烟量后，出现心慌、坐立难安等戒断症状。

（4）以前吸烟带来的感觉现在要吸更多的烟才能带来了。

（5）因为烟放弃或者耽搁了其他活动及喜好。

（6）明知吸烟有害，也控制不了自己。

如果你想要知道自己烟草依赖的严重程度。可以用下面的尼古丁依赖程度测试量表来检验。

尼古丁依赖程度测试量表			
1.起床后多长时间吸第一支烟?			
5分钟以内	6～30分钟	31～60分钟	1小时以上
3	2	1	0
2.在禁烟的公共场所，如教室、图书馆、电影院等，你会不会因为不能吸烟而感到很难熬?			
是		否	
1		0	
3.戒烟时令你最头痛的是哪一支烟?			
起床后第一支烟		其他	
1		0	
4.你每天吸烟量是多少?			
少于10支	11~20支	21~30支	31支以上

续　表

尼古丁依赖程度测试量表			
0	1	2	3
5. 起床后 1 小时内吸烟是否比在其他时间更频繁一些？			
是		否	
1		0	
6. 你生病卧床时是否还吸烟？			
是		否	
1		0	
计分规则（总分＝所有条目分数相加）： 总分为各条目分相加。 总分 0~3 分，轻度烟草依赖。 总分 4~6 分，中度烟草依赖。 总分≥7 分，重度烟草依赖。			

5. 在这里，香火不再延续

　　戒烟的第一步是要建立戒烟的动机。建立动机可从以下四个方面入手：（1）认识到吸烟与自身和家人的健康密切相关；（2）了解吸烟对健康的严重危害；（3）认识戒烟对健康的益处；（4）了解现有的戒烟干预方法和戒烟过程中遇到的问题。

　　当有戒烟动机后，可以去看戒烟门诊，经过专业医生的评估，并遵从专业医生的治疗方案，进行规律的随访，以更好地戒烟。在这个过程中，医生可以为烟草依赖严重的患者开具戒烟药物，比如尼古丁贴片、尼古丁咀嚼胶等。还可以进行心理治疗和针灸等物理治疗，帮助戒烟。通过这个过程，患者会进一步从医生那里了解到吸烟带来的恶性后果、自己使用烟草的习惯和模式、烟草依赖严重程度、戒烟后自己的获益、自己戒烟过程中面临的困难。

自身行为方面。尽量不要买烟，减少烟草在自己生活中出现的频率。尽量地延长晨起第一支烟的时间，起床后首先选择去洗漱或者运动，转移自己对烟草的注意力。也可以通过咀嚼口香糖、洗脸等改变吸烟的行为习惯。

6. 电子烟能帮我戒烟吗？

"老师，吸烟有害健康我知道，听说电子烟伤害小，我吸电子烟还是可以吧？"

最好不要吸电子烟。

电子烟最初是为了戒烟而推出的产品，相对于卷烟来说，电子烟是通过加热把烟油雾化成水蒸气，所以不直接燃烧的它不会产生焦油，但是并不代表电子烟对身体没有伤害。

因为让人成瘾的尼古丁在电子烟里一分都没少。因此，打着"戒烟"幌子的电子烟并不能让你戒烟。另外，电子烟液或气溶胶仍然包含产生甲醛、乙醛、亚硝胺、锡、铜等重金属元素，烟雾仍会对肺部产生刺激，损害人体健康。

最重要的是，现在电子烟的广告，故意给人们营造一种高科技、酷炫的感觉，很容易让不了解电子烟产品的人出于好奇而吸食电子烟。在好奇心的驱动下，电子烟很容易成为青少年接触纸烟的门户。有研究表明使用电子烟的青少年成为卷烟使用者的风险是不吸烟青少年的 2.21 倍。

由于电子烟目前管理的空白较多，购买电子烟产品很容易踩坑。许多不良商贩为了牟利，会谎报尼古丁的剂量，当你买到不合格的电子烟时，可能还会摄入更多的尼古丁，增加成瘾风险。甚至有些不法商家，会在电子烟里添加合成大麻素，让毒品摇身一变成了合法的"上头电子烟"。

所以，和酒精一样，能不用电子烟的就不要用电子烟。

15 最简单的快乐，也是最彻底的哭泣

【疾病】笑气依赖

案 例

邓宏，男，19岁，大学生。本应该是青春年少、朝气蓬勃的他却因为"四肢麻木、难以行走、大小便失禁、出现幻觉"来了心理卫生中心。这一切要从一年前的一次娱乐活动说起。

一年前，邓宏的朋友约他去夜店玩。进入夜店后，躁动的音乐、流转的激光灯，令人血脉偾张。玩着玩着，同桌的朋友拿出一个巴掌大的纸盒，纸盒里面装着10个银色的金属瓶子。看到邓宏困惑的眼神，朋友也不言语，把金属瓶子旋进奶油枪的一侧，又把气球套在了另一侧，没几下，气球便鼓了起来。他把鼓起来的气球递给邓宏，"哥们，来试试，吹个好东西"。气球握在手里凉凉的，甚至有些冰。经过解释，他才知道，气球里面是笑气。邓宏的朋友

说："放心，哥们！笑气不是毒品，吸了只会感到很愉快，不会对身体产生危害。"震耳欲聋的电音、炫彩的灯光、舞动的人群，让邓宏忍不住自己的好奇，把气球放在自己的嘴里。吹了这个气球后，邓宏觉得自己的大脑瞬间上头，兴奋的感觉布满全身，忍不住地想笑、想跳，脑袋也进入了蹦迪状态。很快，一桌人又人手一只气球，一起相碰欢呼后，各自沉醉吸食。吹了第二个气球后，邓宏瘫倒在沙发上，全身发麻，感觉时间过得很慢很慢。在最高潮的时候，甚至感觉自己被分散成了无数个点，散发在空气里。

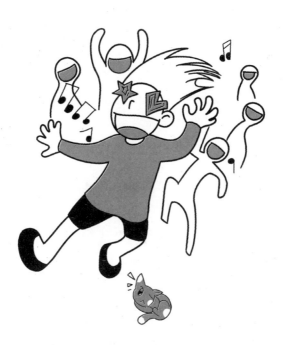

难以拒绝笑气带来的新奇和愉悦，这次夜店之旅结束后，邓宏和朋友又多次去夜店吹气球。知道笑气在网上买特别便宜后，邓宏和朋友们经常买来，然后开房吹气球。大家聚在开好的包间里，拿出一个个气球猛烈地吸食，就像饥肠辘辘的野兽看到了肉一样，慢慢地，一晚上几个人可以玩上千个气球。第二天醒来，地上全是密密麻麻的小罐子。

三个月前，邓宏在一阵臭味中醒来，原来自己不知不觉中大小便失禁了。而且，莫名其妙地听到一个声音在辱骂自己，还感觉周围的人都在议论自己，感觉自己好像被监视了，脾气也变得很暴躁。大小便失禁和莫名其妙的声音让邓宏尝试戒"气球"，但停下来的难受感，让他在一个半月后再次拿起了笑气罐子。复吸后，他吸食量更大了，一箱一箱地吸。直到他的好朋友去他租住的房子找到他，发现他大小便失禁，蜷缩在地上，无法站立，丝毫不像一个19岁的人。

【知识拓展】笑气（Laughing gas）的起源

1772年，英国化学家普里斯特利（Joseph Priestley）首次发现了特殊的气体。他把木炭放于该气体中，发现木炭比在空气中燃烧得更旺了。他把这种气体当作氧气，但是发现这种气体闻起来有"令人愉快"的甜味，还能溶于水，比氧气的溶解度大很多，证实此种气体不是氧气。这种气体究竟是什么呢？后发现此类气体为特殊的一类气体,化学名为一氧化二氮(N₂O)。直到 1798 年,普里斯特利实验室的年轻实验员 Humphrey Davy 随便吸了一点这类气体,奇怪的事情发生了,他情不自禁地大笑起来,还跳起了舞,许久才安静下来。因此,此类特殊的气体后被叫作笑气。

知识点

1. 笑气,是什么?

笑气,又叫作一氧化二氮,是一种无色、气味微甜的气体。吸入笑气后人会发笑,因此被叫作笑气。笑气常被当作口腔科麻醉止痛、食品加工、航天火箭推进剂等之用。笑气注射到人体后,能让人保持意识清醒,不会睡过去,同时,又能够让人丧失疼痛感,因此常用于麻醉镇痛。另外,笑气广泛地应用于奶油制作,可以使奶油变得膨胀,所以笑气非常容易获得。

2. 笑气,怎么就让我大小便失禁、瘫痪了?

高浓度吸入笑气,会让人缺氧。缺氧会让大脑受损,出现头痛、头晕、昏迷甚至死亡等症状。

另外,笑气会影响维生素 B₁₂ 的代谢。维生素 B₁₂,又叫作钴胺素,笑气通过不可逆氧化维生素 B₁₂ 的钴中心,使维生素 B₁₂ 失活。长期吸食笑气,会导致维生素 B₁₂ 的大量消耗,导致多个系统和器官的损害。常见的症状包括神经症状、精神症状和其他症状。

神经症状表现为肢体麻木、感觉异常、无力、行走困难、难以站立、性功能异常或者大小便失禁等。精神症状包括幻觉（常见的为凭空听到其他的声音）、妄想（感觉别人要害自己、环境中一些实际与自己无关的现象都认为与自己有关）等。其他临床症状包括呕吐、腹泻、发热、低血压、呼吸困难、贫血等。

3. 人生可以有无数个第一次，但是绝不可以有第一次"吸毒"

笑气是一种有甜味的、凉丝丝的气体，吸食后会出现短暂的快感，让人成瘾。笑气在我国确实不是毒品，现实条件没办法像毒品一样管控。许多年轻人在第一次尝试时听从了朋友说的"不是毒品、不伤身体"，拗不过好奇心，就打开了痛苦的大门。只要有第一支笑气，很容易就有上千支笑气。

笑气成瘾的机制尚不清楚，目前认为笑气是另外一种精神活性物质，能产生奖赏、正强化等作用，启动成瘾过程。请不要高估自己抵御笑气的能力，通过金钱获得的生理上的最简单、不能自控的快乐，往往会让你一贫如洗，并成为这些精神活性物质的奴隶。

4. 回头是岸，我不想再用外物笑下去了

如果你也在吸食笑气，尚能自控，请去看看那些吸食笑气导致严重后果的案例，抛开侥幸心理，丢弃笑气。

如果你已经不能控制自己吸食笑气，请立即去医院看医生。一般来说，不能行走、四肢麻木、贫血等躯体症状都能在药物的作用下有所缓解，不过神经系统严重损害引起的运动、感觉等功能障碍无法在短期内恢复，需要长期康复训练。对于笑气的精神依赖也能通过心理治疗减少复吸。

切断笑气的来源至关重要。请果断删除提供笑气给你的人的联系方式，换一个没有笑气的学习环境，远离买卖笑气的声色场所和朋友等，尽自己最大的能力去远离笑气。

丰富充实自己的生活，建立生活目标。吸食笑气的大多数是年轻人，往往处在比较迷茫的时期，不知道自己要做什么，接下来要向何处去。人生很长，能对将来有个清晰的目标，可以让自己更踏实地前进。如若想不清楚，可过好当下，学习、运动，别让自己闲下来、无聊下来。

另外，正念训练能够减少对笑气吸食的渴求，可尝试做做正念训练。

别好奇，别让笑气成为你人生的阴影。

别怕，翻过这页，笑气不过是你人生的一段小插曲。

16 抽搐、瘫痪、听力丧失，都可能是它在作怪

【疾病】转换障碍

案 例

吴雨，男，18岁，从小身体比较瘦弱，经常生病，导致成绩不太好。母亲为了给他补身体，每次他放假回家都会给他做一大桌子好吃的。上高三后，吴雨母亲甚至在他的学校旁边租了一个房子，专门照顾他的起居。不过，即使有母亲的照顾，吴雨的成绩也并没有很好的起色。甚至在第一次诊断考试的时候，他的名次还有下降，从年级第500名下降到年级第760名。看着母亲失望却故作轻松的眼神，吴雨也觉得无比难受。全家人努力给他创造了良好的环境，他也努力去学习了，可是成绩排名还是在下降。

有一天，母亲告诉他老家亲戚因为脑出血去世了，要回家一趟，让他自己在外面吃饭。第二天，上课的时候，他突然觉得自己

头晕，然后全身止不住地抽动，并晕倒了。这些表现吓到了同学，老师马上把他送去了医院。医生告诉他，身体检查没有问题，吴雨住院观察了两天就出院了。

从这以后，吴雨一个月总会时不时地出现头晕、全身抽动并晕倒的情况，但每次去医院检查，又没有发现身体上的毛病。看到吴雨这个样子，母亲完全无心关心他的成绩，只求吴雨不要患上绝症，能平安生活就好。为了更好地治疗这个疾病，吴雨休学来到省城的大医院看病。辗转了心内科、神经内科后，医生建议他去心理卫生中心就诊，最终以"转换障碍"入院治疗。

【知识拓展】能"传染"的精神疾病

2010年4月23日早晨，陇西县约有100名小学生在操场上锻炼，闻到一股农药味后，突然有学生出现头晕、四肢无力、视力模糊、腹痛的症状，接着共有60多名学生被送往了医院。送去医院检查后，医生说没事，但学生在医院输完液回家没几个小时又会犯病，最后，有11名学生被送到兰州治疗，甚至严重的学生还被安上了心电监护仪。学生的表现类似集体中毒，但经调查，学校没有集体食堂，学生也没有集体喝水，周边334家农户也没有发现违规使用农药情况。最后，甘肃省陇西县卫生系统专家组给出的调查结果是"群体心因性反应"。在2010年5月2日，兰州大学第一医院也给学生出具了"群体性癔病症"的诊断结果。原因是，检查结果未见明显异常，小孩等容易接受心理暗示的人群更容易出现心因性疾病。当他们受到异味等刺激时，容易将刺激和过往的经历、报道（中毒事件）等联系起来，害怕自己中毒的同时，出现对应的躯体症状。

1. 撞邪还是疾病的症状？

"老师，这样全身抽动、倒地，还反复发生在一个年轻壮硕的小伙子身上，检查身体没问题，以前大家都觉得他撞邪了，现在你们说叫'转换障碍'，什么是转换障碍呢？"

转换障碍是一种精神疾病，表现为自主运动或感觉功能障碍，比如莫名其妙的抽搐、肌肉无力、瘫痪、异常的走路方式、异常的肢体姿势、失明、失聪、失语、发音改变等。这些症状和神经系统疾病的症状有些相像，患者初次很容易去神经内科就诊，但经过诊疗后，发现患者并没有神经系统疾病方面的问题。而且这些找不到病理依据的症状会严重影响患者的正常生活，降低患者的生活质量。

2. 生病，于我是另外一种奖赏

小时候，每当下雨不想去学校时，就装病，以此可以不用去上学。转换障碍通常被认为是人们拿来逃避他们不能应对或者处理的情景的一种途径。也就是说，许多患者能从转换障碍这个疾病上获得一定的益处。患者的发病常常有利于他摆脱困境、发泄压抑的情绪、获得别人的注意或者同情、得到一定的支持或者补偿。不过，患者没有故意装病去获得这些益处，患者也不认为他发病是为了获得这些益处。

目前，这种疾病的病因还不够明确。转换障碍的患者通常具有情感丰富、暗示性强的个性特征。在发病前，患者通常会经历精神刺激事件。另外，不同的社会文化也导致该病的表现也不一样。

3. 除了吃药，我还被催眠过

患有此病，经历生活的创伤，并不是患者自己的过错。当发现自己不对劲的时候，先别自卑和感到羞耻，及时寻求专业人员的帮助。

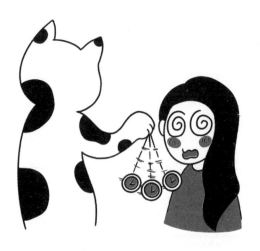

目前，对于转换障碍的治疗更多地在于控制症状。诊断该疾病后，医生会根据疾病情况选择适当的药物。除此之外，还可以选择心理动力学治疗。心理治疗师可以通过与患者建立良好的关系，帮助患者回忆创伤事件，重新审视这些创伤事件以及创伤事件带给他的影响，帮助他建立对这些创伤事件新的态度、调节新的情绪反应。

催眠技术也可用于该种疾病的治疗。催眠是在安全的氛围中，在被催眠者对催眠者信任的基础上，催眠者通过一系列的程序，让被催眠者达到一定的心理状态。催眠可以帮助患者在催眠状态退回其创伤发生的时期，缓和创伤所带来的影响，帮助患者缓解焦虑。这种状态不同于清醒和睡眠，被催眠者能够在这种状态中对催眠者的语言做出反应。催眠并不是像影视剧描述的那样神乎其神，也并不是拿一个怀表放在你眼前摇两下，你就进入了睡眠状态，然后你的治疗师就可以对你为所欲为了。

暗示治疗对于转换障碍也有良好的效果。对于瘫痪、难以走路的病人，暗示治疗可能就会让患者恢复行走能力。

17 来自星星的孩子

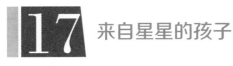

【疾病】孤独症

案　例

我叫江浩，男，32岁。30岁那年，我拥有了自己的宝宝，是个女孩儿，我发誓我会努力给她美好的生活，把她打扮得像个小公主。在我们家庭的细心照料下，她一天天长大了。眼睛大大的，脸蛋红红的，每天都是吃了睡睡了吃，可爱极了。不过，她性格比较高冷，每次我们逗她，她都不太搭理我们，女孩子矜持一点也好。我期待着她叫我爸爸，每天都在她的耳边教她"爸爸，叫爸爸"。12个月了，她终于叫了我声"爸爸"，我高兴得抱着她在家里转圈圈。一岁以后，我发现她都不怎么大哭大闹了，我高兴自己生了一个乖巧懂事、不让爸爸妈妈烦恼的小公主。我也更加地努力工作，想要给她一个幸福的家。

可随着她渐渐长大，我发现她的听力有些问题，我叫她的时候，她经常听不见，专注于自己的事情。她妈妈说她专注力很强，是个"做大事的人"，我很欣慰。而且，她还是一如既往的高冷，对我和她妈妈的逗笑总是无动于衷。不仅仅对我们，她似乎也不太喜欢和其他小朋友一起玩，总是自己玩自己的。我虽一边希望她独立，一边又希望她能够和小朋友打成一片，但也只能顺其自然。每次回家，她远远地看到我，并没有很高兴，反而继续玩自己的，我

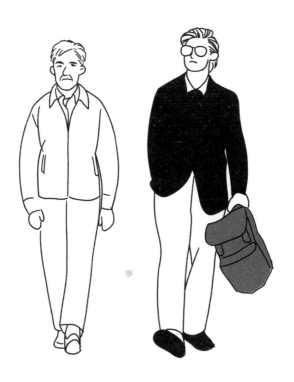

都有点失落。而且，她一个人可以一直转圈圈转很久。慢慢地，我和她妈妈发现她听力的状况越来越糟糕，我们带她去看了耳鼻喉门诊，发现她的耳朵没问题。医生听了她的情况，建议我们去心理卫生中心看病。我很疑惑，这和心理卫生中心有什么关系？但是当被确诊为自闭症的时候，我整个人都崩溃了。为什么我的小公主会得自闭症？为什么之前种种不对劲的情况我都没有放在心上？

【知识拓展】拥有天赋的孤独症患者

1988 年，影片《雨人》上映，便收获了第 61 届奥斯卡最佳影片、金球奖以及金熊奖等多个大奖，为观众呈现了令人感动的兄弟情故事。电影中，故事主人公之一雷蒙虽然具有极其优秀的机械记忆能力，他能记住所有经历过的事情、读过的书，但是他排斥与陌生人接触，基本不与其他人眼神交流，说话的语速、语调节律异常，不会维持话题，什么都用"yeah"来回答。而且开车时间必须固定，只吃 8 个鱼排，必须在固定的时间看电视节目，坐飞机会崩溃大哭、拒绝乘坐飞机。其实，他患有"阿斯伯格综合征"。该疾病由奥地利精神病学家汉斯·阿斯伯格（Hans Asperger）首先发现，因此命名为"阿斯伯格综合征"。但是在 DSM-5（《精神障碍诊断与统计手册（第五版）》）中，已取消这一命名，将其归为孤独症谱系障碍。

只有我能听到天使在 唱歌 ♪♫

知识点

1. 为什么我的小孩会得孤独症?

他可以和我们说话,只是有时候不太爱搭理我们,他不过是喜欢一个人玩,怎么就是孤独症了呢?为什么就我的孩子患孤独症了呢?

相信在知道孩子患了孤独症的时候,每一位家长都有这样的疑惑。但孤独症的病因至今还没有完全搞清楚,普遍认为与遗传因素和环境因素有关。遗传因素表现为有孤独症患者的家庭,后代患病的概率更高,另外有些基因和孤独症之间也有一定的关系。环境因素包括在孕前母亲肥胖或者父亲肥胖,孕前母亲患糖尿病,妊娠期母亲患糖尿病、高血压,母亲自身有免疫性疾病,怀孕时服用某些药物,孕期叶酸、维生素 D 水平低等,母亲怀孕期间接触了重金属物质,怀孕期间患儿缺氧、发生过窒息等。

2. 孤独症的人不感到孤独

得了孤独症的孩子就一定是我们大人理解的一个人孤单、不开心吗?

其实不是这样的。孤独症的孩子不愿意与人交往,他们在自己的世界里,并不觉得孤单。孤独症的孩子通常有三个特征,社交交往障碍、语言障碍和刻板行为。这些行为会让孤独症的孩子与正常的小孩区分开来。

社会交往障碍表现为他们可能既不愿意与别人交往，也不知道怎么和别人交往，这种不愿意与不会的程度人与人之间有差异。小时候，可能对于旁人的逗弄没有太多反应，大人的声音、面孔不容易引起小孩的注意。长大一些后，他们对于父母的叫喊没有太大的回应，也不太主动和其他同龄的小朋友一起玩耍，不太关心身边的环境和别人的反应。上学后，他们常常独自玩耍，不想与其他人交往，也不知道怎么与其他人交往，对于大家遵从的社会规则也很难理解。长大后，因为缺乏与人交往的兴趣和技能，很难建立起友谊和家庭。

语言障碍表现为小时候开口说话的时间较晚，语言理解能力受损。有的患者表现为别人说一句话后，会立即模仿别人说过的话。经常性地重复一些词语和句子。用特殊的言语与人交流，让人感觉答非所问。语调也比较平淡，和常人比，语调和语速都可能有一定的问题。表达时，动作表情少。

刻板行为表现为常常用刻板僵化的方式应对生活。比如对小孩子都喜欢的动画片不怎么感兴趣，却对转圈圈、排列物品，对某种数字、日期、单调重复的声音感兴趣。常常用同一种方式做事，比如反复画一幅画、坚持走一条固定的路、拒绝换衣服等，一旦改变了这种方式，通常他会显得烦躁。还会表现出对某些无生命的物品特别依赖，以及怪异的动作，比如用脚尖走路等。

只有我能听到天使在 唱歌 ♪♫

3. 孩子不愿和其他小朋友玩，是得了孤独症吗？

"老师，你上面说孤独症的孩子不愿意与其他小朋友玩，我家娃娃也不愿意和其他小朋友玩，只想一个人待在家里弄自己的玩具，我怎么判断娃娃有没有孤独症呢？"

别慌，有些小朋友是性格内向，也不愿意与其他小朋友玩。如果要更好地去判断自己的孩子是否有孤独症，可以使用《改良版幼儿孤独症筛查量表》帮助自己判断婴幼儿孤独症的风险，这个量表适合 16~30 个月的婴幼儿。

改良版幼儿孤独症筛查量表		
根据孩子的表现，请回答以下这些关于你孩子的问题。如果你见过孩子有过几次某种行为，但他 / 她并不经常这样做，那么请回答"否"。针对每个问题，请回答"是"或"否"。		
条　目	是	否
1. 如果你指向房间内的某样物体，你的孩子会看它吗？例如，你指着一个玩具或动物，你的孩子会看这个玩具或动物吗？	0	1
2. 你有没有想过你的孩子可能是聋的？	1	0
3. 你的孩子总会玩假装游戏吗？例如，假装从空的杯子中喝水，假装打电话，假装喂娃娃或毛绒玩具？	0	1
4. 你的孩子喜欢爬东西吗？如家具、游乐场设施或楼梯。	0	1
5. 你的孩子会在离自己眼睛近的地方做出不正常的手指运动吗？例如，你的孩子会在眼睛前摆动手指吗？	1	0

续　表

改良版幼儿孤独症筛查量表		
6. 你的孩子会用一根手指指东西表示需要或寻求帮助吗？例如，指着他／她够不到的一块点心或玩具。	0	1
7. 你的孩子会用一根手指指东西，向你展示有趣的东西吗？例如，指向天空中的飞机或马路上的卡车。	0	1
8. 你的孩子对其他孩子感兴趣吗？例如，你的孩子会看其他孩子，对他们笑，走向他们吗？	0	1
9. 你的孩子会把东西拿给你或举着东西给你看吗？不是寻求帮助，而只是分享。例如，给你看花、毛绒玩具或玩具卡车。	0	1
10. 你叫孩子名字的时候，他／她会有反应吗？例如，你叫他／她的名字，他／她会抬头、说话或咿呀说话，或者停下正在做的事？	0	1
11. 你对你的孩子笑的时候，他／她也会笑吗？	0	1
12. 你的孩子会因为日常噪声而感到不安吗？例如，你的孩子会因为吸尘器或大分贝音乐而尖叫或哭吗？	1	0
13. 你的孩子会走路吗？	0	1
14. 当你对着他／她说话，和他／她玩耍，或者给他／她穿衣服时，他／她会与你对视吗？	0	1
15. 你的孩子会模仿你做的事吗？例如，挥手再见、鼓掌或者发出有趣的声音。	0	1
16. 如果你转头看某样东西，你的孩子也会向四周看，看你在看什么吗？	0	1
17. 你的孩子会试图让你去看他／她吗？例如，你的孩子会看着你等待夸奖，或者说"看""看我"吗？	0	1
18. 当你给孩子下达指令时，他／她能理解吗？例如，如果你不用手指，你的孩子能理解"把书放在椅子上"或"给我拿毯子"吗？	0	1

续 表

改良版幼儿孤独症筛查量表		
19. 如果发生了新鲜事，你的孩子会先看你的脸吗？例如，如果他/她听到了奇怪或有趣的声音，他/她会看你的脸吗？	0	1
20. 你的孩子喜欢运动吗？例如，在你的膝盖上摇晃或弹跳。	0	1

评分标准：
总分为各条目分值相加。
总分 0-2 分，表示孤独症低风险。如果孩子小于 24 个月，在他/她两岁的时候再筛查一次。除非监测表明有自闭症谱系障碍的风险，那么不需要采取进一步行动。总分为 3-7 分，表示孤独症中风险。总分为 8-20 分，表示孤独症高风险。中风险和高风险均需要寻求专业医务人员的帮助，医务人员会协助判断自闭症的真正风险，并采取相应的干预措施。

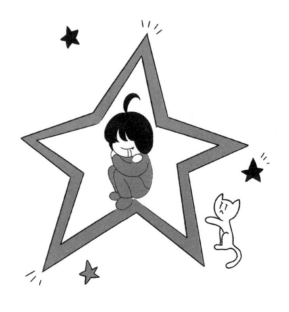

4. 原来孤独症孩子需要的是早期的康复训练！

不同于以药物治疗为主的其他精神疾病，康复教育和训练才是孤独症的主要干预手段。家长也要明白，得了孤独症后，并不是意味着孩子的一生就直接毁掉了，早期的教学训练干预对于孩子的预后非常重要。

通常，专业的医务人员会对患儿进行一个全面的评估，包括他们的语言能力、社交沟通行为、刻板行为、自伤或者患病信息等，也包括智力能力、适应性能力、家庭功能等。评估结束后，医务人员会对患儿及患儿家庭制订干预计划，重点在于促进患儿社交沟通技能的发展，改善他们的社交沟通能力、模仿能力、游戏能力，减少他们的问题行为，比如自伤、影响患儿生活的刻板行为，帮助他们建立运动能力、生活自理能力，改善共存的睡眠和情绪问题等。干预后，还需要监测干预的效果并及时调整方案。

目前已证明有效的早期干预模式包括孤独症儿童早期干预丹佛模式（Early Start Denver Model，ESDM）、关键反应训练（Pivotal Response Training，PRT）、学龄前孤独症沟通干预（Preschool Autism Communication Trial，PACT）等。

一定要注意，干预需尽早开展，干预要有科学性，要寻找靠谱的机构。同时干预既要有系统性，也要有针对患儿的个体特性。患儿的干预还离不开家庭的支持，父母应该积极地参与到干预活动中，保证每天都能对患儿进行干预，干预的时间每周至少要有 20

小时，并且持续两年及以上。

5. 离开这个世界后，还有没有人可以照顾你——我的孩子？

结果可能是残酷的。与同性别和同龄的人相比，孤独症患者的死亡率更高。58%~78%的孤独症成人会面对学习、独自生活、工作以及同伴关系维持等多方面的困难。虽然，孤独症成年人在独自生活、接受教育、找工作、维持同伴关系方面十分困难，但是，6岁以前，智力和人际交往能力还不错的患者，他们的预后较好，也能出现社会交往能力正常、孤独症症状对生活没有太多影响的情况。

孤独症的发现还不到100年，近些年研究者们也努力去探索孤独症的病因、治疗方式，以求帮助患者、患者家庭更好地应对这个疾病。在社会上，随着"星星的孩子"的宣传，出现了许多帮助孤独症患者康复的机构和志愿者，也有更多人了解了这一特殊的疾病，对孤独症患者有了更多的理解与包容。时代在变好，作为家长，努力让自己的孩子接受早期干预，培养孩子的自理能力、社会交往能力才是当务之急。

18 控制不住的马达

【疾病】注意缺陷多动障碍

案 例

　　洋洋是一名 6 岁的小男孩，开始上小学了，他的妈妈本想着进入小学后洋洋能更好地学习规矩，养成守时的好习惯，但进入小学以来洋洋妈妈已经接到了好几次班主任老师的电话，均是向她反映洋洋经常不听老师讲课，非常调皮，几分钟就要离开座位或拿其他东西玩，一会儿去摸其他小朋友的笔盒，一会儿又从书包里拿东西或跑去跟其他小朋友讲话，即使坐在座位上手脚也动个不停，特别爱讲话，老师刚问半句他就抢着说话了，不服从课堂纪律管理，用老师的话说就像装在弹弓上的小钢珠一样，随时都可能弹射出去。老师好几次找他谈话，总是感觉他似乎游离在外，谈话后还是没有什么改变。一年级小朋友正是习惯养成阶段，有时东西丢三落四比较正常，但是洋洋却是班里忘记东西最多的小朋友，老师经常在群里发谁的书本忘记拿了、谁的作业本丢在课桌里了，基本都有洋洋。妈妈也发现帮洋洋检查书包时一周总有两三天要不是笔掉了，就是橡皮擦飞了，问洋洋这些东西哪去了，他总是回答我也不知道啊。

此外，洋洋妈妈还发现洋洋做作业非常困难，比如练习数字书写要反复指导很多次才能完成，自己一个人基本不能单独写作业，老师让小朋友记住要告知家长的事情他也经常忘记。洋洋在家里也非常好动，爱讲话，一个玩具基本不会持续玩几分钟，看见奶奶在拖地就要抢着去拖地，刚拖一会儿地，看见爸爸在搬书就要抢着去看爸爸搬的书，可是没一会儿又没了兴致，爸爸经常说洋洋就像小马达一样，精力过剩，除了睡觉就没有看见他安静的时候。洋洋妈妈回想起在幼儿园的时候洋洋就特别好动，幼儿园老师也反复反映过洋洋经常在教室里跑动，到处玩玩具，小朋友排队时总是跑来跑去，午睡时间也基本是在到处玩。当时洋洋妈妈想着孩子比较小，加之是男孩，性格本就好动、活泼，午睡时间为了不打扰其他小朋友就把他接回家去玩，没有特别在意。但是现在一年级了，洋洋明显跟不上学习进度，而且也不能适应学校的管理秩序，这该怎么办呢？洋洋妈妈非常焦虑，有几次非常严厉地责备洋洋，希望他能改正，孩子反应就特别强烈，大哭甚至摔东西，然而洋洋的行为却并没有出现改变。洋洋妈妈更着急了，平常孩子吃得好也睡得好，怎么就这么爱动、不守规矩呢？

【知识拓展】分心不是你的错

在许多人的成长经历中，可能都会被问到一个问题："你怎么这么迷糊？"但是有部分人自己都可能不知道这个问题的答案。从他们记事开始，走神、健忘、丢三落四、不能专注等就一直干扰着他们。人们也总是喜欢给那些爱走神的人贴上"分心"的标签，并且认为这些人只要足够努力、足够认真，就能克服分心，尤其是家长面对孩子时，往往是恨铁不成钢，其实分心也许不是他们的错，分心也可能是一种病。1994 年，美国学者爱德华·哈洛韦尔出版了有关注意力缺失的学术书《分心不是我的错》，书中描写道："一个人可以一生都活在一种状态中，而不知道自己是怎么回事，这就是他生命的一部分，它被我们视为理所当然，直到我们给它起名字之前，起名字能让我们指认它，控制它。"很多注意缺陷多动患者在确诊之前都可能被引导为这些行为的出现是他们的错，直至被诊断后，才发现他们出现这些行为的原因是生病了，所以哈洛韦尔在书中也这样写道："诊断本身就是治疗的一部分，诊断带来极强的解脱感，本身就是一种解放。"在日本，有医生用动画片《哆啦 A 梦》中十分形象的名字来形容注意缺陷多动障碍：大雄–胖虎综合症，大雄的散漫拖延和胖虎的易怒冲动能够非常贴切地帮助人们理解此疾病的主要表现。

只有我能听到天使在 唱歌 ♬♫

知识点

1. 老师总是反映孩子过于调皮，家长应该注意什么？

孩子天真活泼，淘气得一刻也坐不住，感觉"神兽们"总是有消耗不完的精力，这是很多家长苦恼的养娃经历。当终于把孩子送入幼儿园或学校，家长感到如释重负时，老师的反馈通常又会让家长担心、焦虑，比如上述案例中的小朋友，作为家长的我们需要注意什么呢？只是当作孩子调皮还没有适应规律的群居生活呢，还是担心我的孩子是不是出了什么问题？这时家长一方面除了需要关注孩子的习惯养成外，另一方面也确实需要注意孩子是否有注意缺陷多动障碍的可能。

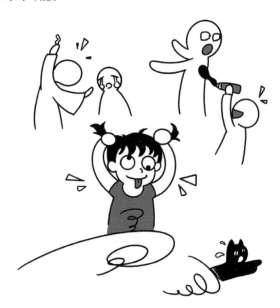

注意缺陷多动障碍（Attention Deficiency Hyperactivity Disorder）英文简写为 ADHD，俗称"多动症"，这个疾病主要的核心症状为与年龄水平不相适应的注意力涣散、多动以及冲动，但并不是孩子有以上的表现就一定患有此疾病。ADHD 患者的一些症状必须在 7 岁之前表现出来，并且至少持续 6 个月，而且这些症状还必须对社会生活、学习或工作功能方面引起一定意义的损害，这些症状和损害的判定建议到专业的医疗机构进行测评。例如案例中的小朋友，虽然他日常生活中非常好动、常常做事情不能从一而终、容易分散注意力等，但还是需要从他的表现进行症状归类并且仔细评估症状的持续时间等才能最终诊断。ADHD 在学龄期儿童中比较常见，在学龄儿童中 ADHD 的患病率为 1.3%～13.4%，男孩通常比女孩更多见，男女性别比为 4:1。因此，若孩子出现较长时间的注意力不能集中、多动及冲动等，家长们就需要引起注意了。ADHD 是一种慢性疾病，持续时间较长，有的甚至会影响终生，容易对孩子的学习、行为和社交等方面造成负面影响，50% 的 ADHD 患者症状可持续到成年期，并随着时间发生变化，故而对于孩子出现疑似的 ADHD 相关表现时，家长需及时寻求专业医疗机构的帮助及建议。

2. 多动等于多动症吗？怎么去观察孩子的行为？

孩子淘气好动，是不是就有多动症呢？孩子天性如此，是不是这个年龄阶段都如此躁动呢？孩子安静乖巧，肯定就跟多动症绝缘了吧？家长们通常会被这些问题弄得非常困惑，就如案例中的妈妈一样，不仅焦虑小朋友不能像其他同龄儿童一样迅速适应小学生活，还担心老师和同学们的评价及看法，这时作为家长该怎么样去观察及看待孩子的行为呢？我们需要了解的是孩子多动不一定就是多动症，孩子不好动但注意力不集中也可能是多动症。多动症通常分为三个类型，主要是根据其核心症状来划分的，如果同时具有注意力缺陷和多动冲动即为混合型，如果以注意力缺陷的表现为主则为注意缺陷主型，相应地，如果是以多动－冲动为主则为多动－冲动主型。因此，多动症的孩子不一定都是多动和冲动的，也可能仅仅主要表现为注意力缺陷。

多动症孩子的多动冲动、注意力缺陷常常会表现出与年龄发展水平不相称的程度，其多动冲动通常表现为安静不下来、手或脚动个不停、经常说话过多、精力旺盛得像"装上了发动机"停不下来、不守规矩常离开座位、特别淘气常乱跑或乱爬、经常打断或干扰别人的活动等，而且注意力缺陷也有很多与年龄不一致的表现，例如经常丢三落四、做作业难以集中注意力、心不在焉、别人说话似听非听、粗心大意、不能按要求完成任务、不愿意做需要集中注意力的事情、容易受外界刺激分散注意力、东张西望等。因此，家长们在观察孩子行为的时候，一定要注意多与同龄儿童的表现相比较，如果孩子的多数行为与同龄儿童不相称，还出现很多上述所涉及的多动冲动及注意力缺陷的表现，同时持续时间超过 6 个月时，就需要引起重视了。

3. 孩子如果是多动症，我们家长能做什么？

谈及多动，许多家长可能闻之色变，各种各样的担忧、问题蜂拥而来。我的小孩不可能是多动症，他就是还没长大、调皮而已。万一是多动症怎么办，他以后怎么生活啊？应该影响不大，或许长大点就没有这些问题了。首先，家长们需要确定的是，如果孩子诊断为多动症，遵从医生给的建议并予以重视非常重要，及早进行干预能够最大程度地减少疾病对孩子产生的影响。

其次，由于孩子大部分时间是在家庭和学校中生活，因此家长是孩子治疗的重要参与者及陪伴者，尤其是对于学龄期的患儿，家庭治疗和学校干预的效果最为明显。家长可以通过多种方式如书本教育、培训等学习如何与患儿沟通、如何应对患儿出现的症状、如何与孩子相处并减少苛责、如何表扬或奖励、如何在必要时进行适度的惩罚、如何与老师合作等，改善自己对于孩子的态度，促进与孩子良性沟通的形成，其有利于改善孩子的症状与行为、增强家长自身对于孩子治疗的信心，从而形成良性循环。最后，对于学龄期的患儿来说，其更多的时间是处在学校环境中，在学校孩子可能更多地表现出注意力缺陷、多动及冲动的行为，如上课注意力不集中、随意离开座位、经常与同学发生冲突、容易冲动等，这时老师就是孩子症状信息的重要收集者和反馈者，家长需要与老师保持紧密的联系，并注意总结自己孩子特有的行为特点，提醒老师注意观察，因老师平常工作也比较繁忙，因此取得老师的积极合作对于改善孩子的核心症状及行为问题、提高自尊心和学习成绩等具有非常积极的影响。

4. 多动症吃药是不是就可以好了？

凡是孩子生病了，许多家长就会认为吃点药就好了，生病吃药多是常规性的思维。但对于大多数精神心理方面的疾病，除了服药治疗外，非药物治疗也是非常重要的部分。对于多动症来说，目前确切的病因是不清楚的，一般认为其发病是生物学因素、环境因素和心理因素共同作用的结果，因此多动症患儿仅靠吃药是不能根治其注意力缺陷、多动及冲动的核心症状的，也不能有效缓解症状带来的次生效应如对社交、行为等方面的影响。所以多动症患者除了遵照医嘱服药治疗外，针对其相应行为障碍的非药物治疗也是非常有必要的，其安全性更高、持久稳定性更强。

多动症的常用非药物治疗包括生物反馈治疗、环境调节、自身调节及其他物理治疗方式等。生物反馈治疗是一种信息化的行为治疗技术，需要在医院中进行，环境调节部分则主要包括家庭治疗和学校干预。有研究表明，多动症症状的出现或加重在一定程度上与家庭环境较差、父母教养方式不当等有关，所以在家庭治疗中，其方法主要包括家长培训、系统化家庭治疗等。而在学校干预中，患儿行为干预、对老师进行认知干预技术培训等医疗和学校联合性的干预模式等对于患儿症状及行为问题的改善也明显优于单纯的药物治疗。再者，自身调节的方法包括感觉统合治疗、正念冥想等针对行为方面的治疗，这些方法也多是在专业医师和心理治疗师的带领下进行的，而其他物理治疗方式如重复经颅磁刺激治疗等虽然尚处于探索之中，但目前也呈现出了一定的效果。总而言之，多动症的治疗不能仅仅依靠药物，虽然部分非药物治疗仍需要更多研究验证其疗效，但在专业医师的指导下，结合患儿自身症状特点，综合药物和非药物治疗的方式必不可少。

参考文献：

［1］郝伟，于欣.精神病学［M］.7版.北京：人民卫生出版社，2013.

［2］江开达.抑郁症的规范化治疗与药物选择［J］.中华精神科杂志，2013，46（4）：2.

［3］郝伟.精神科疾病临床诊疗规范教程［M］.北京大学医学出版社，2009.

［4］薛伟玲.玩牌或打麻将对老年人认知功能的保护作用研究［J］.老龄科学研究，2020（2）：9.

［5］孙洋，童亚伟，崔德华，等.临床前期阿尔茨海默症的早期诊断与干预［J］.神经疾病与精神卫生，2014（3）：7.

［6］李永超，陈优，李春波，等.手术治疗难治性强迫症的Meta分析［J］.临床精神医学杂志，2011，21（3）：3.

［7］陶泽强，牛朝诗.脑深部电刺激术在强迫症外科治疗中的应用［J］.立体定向和功能性神经外科杂志，2018，31（4）：6.

［8］刘兴华，韩开雷，徐慰.以正念为基础的认知行为疗法对强迫症患者的效果［J］.中国心理卫生杂志，2011，25（012）：915-920.

［9］胡亚兰.无抽搐电休克治疗强迫症临床观察［J］.临床心身疾病杂志，2010，16（3）：2.

［10］汤华盛（Hwa-Sheng Tang），黄政昌（Cheng-Chang Huang），陈冠宇（Kuan-Yu Chen），等.中文版耶鲁-布朗强迫症量表（Y-BOCS）的信度与效度［J］.台湾精神医学，2006，20（4）：279-289.

［11］李遵清，韩鹏，仇爱玫.积极心理学理论在精神分裂症康复护理中的应用效果［J］.中华护理杂志，2013，48（12）：4.

［12］邓云龙，王东方.躯体症状障碍诊疗策略［J］.医学与哲学，2017，38（18）：1-4.

［13］魏镜，李涛，罗夏红．躯体症状障碍诊断标准及可操作性研究现状［J］．中华精神科杂志，2019，52（4）：235-240.

［14］Liu J，Gill N S，Teodorczuk A，et al. The efficacy of cognitive behavioural therapy in somatoform disorders and medically unexplained physical symptoms：A meta-analysis of randomized controlled trials［J］. J Affect Disord，2019，245：98-112.

［15］中国睡眠研究会．中国失眠症诊断和治疗指南［J］．中华医学杂志，2017，97（24）：1844-1856.

［16］白春杰，纪代红，陈丽霞，等．失眠严重程度指数量表在临床失眠患者评估中的信效度研究［J］．中国实用护理杂志，2018，34（28）：2182-2186.

［17］中国睡眠研究会．2021年运动与睡眠白皮书［M］．2021.

［18］孔庆梅．中国进食障碍防治指南解读［J］．中华精神科杂志，2018，51（6）：355-358.

［19］郑毓，陈珏，赵敏，等．喂养和进食障碍诊断标准最新进展［J］．中华精神科杂志，2017，50（1）：85-87.

［20］高一鸣，陈珏．进食障碍发病危险因素的研究进展［J］．上海交通大学学报（医学版），2019，39（4）：432-435.

［21］Hilbert A，Hoek H W，Schmidt R. Evidence-based clinical guidelines for eating disorders：international comparison［J］. Curr Opin Psychiatry，2017，30（6）：423-437.

［22］J-F Morgan，Reid F，Lacey J-H. The SCOFF questionnaire：assessment of a new screening tool for eating disorders［J］. BMJ，1999，319（7223）：1467-1468.

［23］王俐，赵懋铭．58例急性酒精中毒心电图表现［J］．重庆医学，2001，30（1）：85.

［24］吴菲，倪照军，高雪娇，等．酒精依赖成瘾的机制及治疗研究进展［J］．中国医刊，2021，56（11）：1165-1169.

［25］Griswold M G, Fullman N, Hawley C, et al. Alcohol use and burden for 195 countries and territories, 1990–2016: a systematic analysis for the Global Burden of Disease Study 2016［J］. The Lancet, 2018, 392 (10152): 1015–1035.

［26］Millwood I Y, Walters R G, Mei X W, et al. Conventional and genetic evidence on alcohol and vascular disease aetiology: a prospective study of 500 000 men and women in China［J］. Lancet, 2019, 393 (10183): 1831–1842.

［27］李少成. 嗜酒者互诚协会的精神康复理念与程序［J］. 中国临床康复, 2006, 10 (10): 161–164.

［28］王辰, 肖丹, 吴司南, 等. 中国临床戒烟指南 (2015年版)［J］. 中华健康管理学杂志, 2016, 10 (02): 88–95.

［29］焦场, 贾颖, 朱苹, 等. 尼古丁成瘾机制的研究进展［J］. 基础医学与临床, 2021, 41 (7): 1060–1065.

［30］中华人民共和国国家卫生健康委员会. 中国吸烟危害健康报告 2020［M］. 北京: 人民卫生出版社, 2021.

［31］J Zhong, Cao S, Gong W, et al. Electronic Cigarettes Use and Intention to Cigarette Smoking among Never-Smoking Adolescents and Young Adults: A Meta-Analysis［J］. Int J Environ Res Public Health, 2016, 13 (5).

［32］徐杰, 孙沛, 李洁, 等. 正念训练对一氧化二氮成瘾患者临床疗效的影响［J］. 中华行为医学与脑科学杂志, 2021, 30 (04): 305–309.

［33］高晗. 娱乐性笑气滥用所致神经系统损害的研究进展［J］. 中风与神经疾病杂志, 2021, 38 (3): 271–273.

［34］谢川豫, 郑灵吉. 论笑气滥用问题的规制［J］. 中国人民公安大学学报 (社会科学版), 2018, 34 (3): 104–112.

［35］Xiang Y, Li L, Ma X, et al. Recreational Nitrous Oxide Abuse: Prevalence, Neurotoxicity, and Treatment［J］. Neurotox Res, 2021, 39 (3): 975–985.

［36］van Amsterdam J, Brunt T M, Nabben T, et al. Recreational N₂O use: just laughing or really bad news？［J］. Addiction, 2021.

［37］P Tsui, Deptula A, Yuan D-Y. Conversion Disorder, Functional Neurological Symptom Disorder, and Chronic Pain: Comorbidity, Assessment, and Treatment［J］. Curr Pain Headache Rep, 2017, 21（6）: 29.

［38］陈峰, 吕永良. 转换障碍与假性卒中［J］. 临床精神医学杂志, 2021, 31（2）: 166-168.

［39］Howlin P, Moss P, Savage S, et al. Social outcomes in mid- to later adulthood among individuals diagnosed with autism and average nonverbal IQ as children［J］. J Am Acad Child Adolesc Psychiatry, 2013, 52（6）: 572-581.

［40］静进. 孤独症谱系障碍诊疗现状与展望［J］. 中山大学学报（医学科学版）, 2015, 36（4）: 481-488.

［41］中华医学会儿科学分会发育行为学组, 中国医师协会儿科分会儿童保健专业委员会, 儿童孤独症诊断与防治技术和标准研究项目专家组. 孤独症谱系障碍儿童早期识别筛查和早期干预专家共识［J］. 中华儿科杂志, 2017, 55（12）: 890-897.

［42］王琛, 李亚平. 儿童注意缺陷多动障碍的非药物治疗进展［J］. 中国学校卫生, 2021, 42（9）: 1426-1430.

［43］Robert E. Hales, Stuart C. Yudofsky, Glen O. Gabbard. 主编 张明园, 肖泽萍 主译. 精神病学教科书［M］. 人民卫生出版社, 2010: 593-598.